【WEB動画サービスに関するご案内】

本書に掲載されている内容は，南江堂ホームページにおいて動画として閲覧いただけます．

https://www.nankodo.co.jp/secure/9784524225095_index.aspx

ご使用のインターネットブラウザに上記URLを入力いただくか，上記QRコードを読み込むことによりメニュー画面が表示されますので，パスワードを入力してください．ご希望の動画を選択することにより，動画が再生されます．なお，本WEB動画サービスについては，以下の事項をご了承のうえ，ご利用ください．

- 本動画の配信期間は，本書第1刷発行日より5年間をめどとします．ただし，予期しない事情によりその期間内でも配信を停止する可能性があります．
- パソコンや端末のOSのバージョン，再生環境，通信回線の状況によっては，動画が再生されないことがあります．
- パソコンや端末のOS，アプリの操作に関しては南江堂では一切サポートいたしません．
- 本動画の閲覧に伴う通信費などはご自分でご負担ください．
- 本動画に関する著作権はすべて株式会社南江堂にあります．動画の一部または全部を，無断で複製，改変，頒布（無料での配布および有料での販売）することを禁止します．

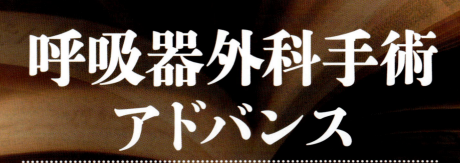

呼吸器外科手術アドバンス

岩崎昭憲 [編著]
Akinori Iwasaki

白石武史 | 山下眞一 | 岡林 寛 [著]
Takeshi Shiraishi | Shinichi Yamashita | Kan Okabayashi

Video Atlas of
ADVANCED THORACIC SURGERY

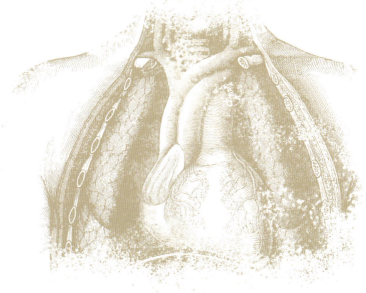

南江堂

■ 編集

岩﨑　昭憲　　福岡大学医学部 呼吸器・乳腺内分泌・小児外科　教授

■ 執筆（執筆順）

岩﨑　昭憲　　福岡大学医学部 呼吸器・乳腺内分泌・小児外科　教授
白石　武史　　福岡大学医学部 呼吸器・乳腺内分泌・小児外科　准教授
山下　眞一　　福岡大学筑紫病院 呼吸器・乳腺センター　センター長
岡林　　寛　　国立病院機構福岡東医療センター 呼吸器外科　統括診療部長

巻頭言

『呼吸器外科手術アドバンス［Web動画付］』を発刊する運びとなりました．

私たちは，これまで諸先輩方のもとで様々な指導を受け，その技術を受け継いできました．

順調に経過した症例や，予想に反しよい結果が得られなかった症例など多くの臨床経験を通して，ある程度の技術レベルに達することができました．そこで，若い呼吸器外科医や専門医取得後の医師に，これらの手技の要点を，わかりやすく解説し提供することが私たちの大切な役割と考えるようになりました．この30年で内視鏡手術による低侵襲手術，肺移植，ロボット支援手術が実施されるようになりました．また効果的な新規薬物治療も登場し，肺癌外科治療にも様々な局面が生まれています．

これまで福岡大学では，あらゆる呼吸器外科手術を実施し，特に悪性疾患に対する拡大合併切除術には積極的に取り組んできました．また肺移植や胸腔鏡による低侵襲手術，ロボット支援手術の診療にも多く携わってきました．

幸い近年はHi-Vision，4K，8Kなど質の高い画像で記録を残すことも可能になり，鮮明で有用な手技を一度取りまとめておくことは大切であると考えます．教室では，これまでに胸腔鏡手術関連のテキスト，気道インターベンションや一般的な手術書などを発刊してきましたが，このような一歩踏み込んだ手技で，しかも動画を中心にしたものは今回がはじめてになります．まだ書店には呼吸器外科関連のアドバンス的な手術書は極めて少なく，鮮明な動画像による解説書も少ないようです．本書の特徴は，手技が複雑になった症例を選び，手順の解説を行い，ネットの動画で確認できるようにした点です．また手術器具の特徴を知ることが手技の基本でもありますので，総論で取り上げました．各論は手技別テーマに分け，各手技に対応する症例を具体的に提示しました．重要な点は，コラム欄を設け解説を加えました．最近のロボット手技や外傷についても情報を加えています．

もちろん手術書として完璧なものではなく，世の中には「手術の手練れ」といわれる先生方も多いのは存じております．この手術書だけではなく，他の手術書とともに書棚の一冊として置いていただき，日常診療で類似ケースに遭遇した場合に活用いただける書になることを願っております．本書は，白日高歩先生や川原克信先生に薫陶を受けたメンバーで分担執筆いたしました．両先生から受け継いだ手技が盛り込まれている書でもありますし，教室員総力で取り組んだ日常診療から生まれた書です．発刊にあたりこれらの皆様と，出版までご助力をいただきました南江堂の方々にも心から深謝いたします．

2019年10月

福岡大学医学部 呼吸器・乳腺内分泌・小児外科

岩﨑　昭憲

目　次

I. 総論

1. 胸部外科の手術器具 ……………………………………………白石武史 ………2
2. 胸部外科手術アプローチ　〜開胸〜 ……………………………山下眞一 ……8
3. 胸部外科手術アプローチ　〜低侵襲手術〜 ……………………岩﨑昭憲 ……12

II. 各論

A. 気道手術

1. 気管瘢痕狭窄に対する気管切除再建 …………………………白石武史 ……18
2. 気管悪性腫瘍に対する気管切除再建（頸部気管） ……………白石武史 ……21
3. 気管悪性腫瘍に対する気管切除再建（胸腔内気管） …………岩﨑昭憲 ……23
4. 声門下狭窄に対する気管切除再建 ……………………………白石武史 ……26
5. フラップ型気管支形成術 ………………………………………岩﨑昭憲 ……29
6. 気管支（環状）切除術 ……………………………………………岩﨑昭憲 ……33

B. 気管分岐部手術

1. スリーブ肺全摘術　〜技術総論〜 ………………………………白石武史 ……40
2. スリーブ右肺全摘術（上大静脈再建を伴う） ……………………岩﨑昭憲 ……45
3. スリーブ左肺全摘術（残肺全摘） …………………………………岩﨑昭憲 ……49
4. 分岐部右肺上葉切除術（肺静脈移動による右中下葉授動を伴う） …白石武史 ……53

C. 胸部外科における血行再建

1. Double sleeve 肺葉切除術（右上葉） ………………………白石武史 ……60
2. Double sleeve 肺葉切除術（左上葉） ………………………岩﨑昭憲 ……62
3. Double sleeve 肺葉切除術（拡大左上葉） ……………………山下眞一 ……66
4. 人工心肺下右房合併切除再建 ……………………………………山下眞一 ……70
5. 人工心肺下左房合併切除再建 ……………………………………白石武史 ……74
6. 肺動脈 conduit 再建 ……………………………………………白石武史 ……76

D. 胸壁手術

1. 肺尖部胸壁浸潤肺癌への前方アプローチ ………………………白石武史 ……82
2. 胸壁切除再建 ………………………………………………………山下眞一 ……85

E. 肺移植

1. 脳死両肺移植 ………………………………………………………白石武史 ……90
2. 脳死片肺移植 ………………………………………………………白石武史 ……95

F. 胸腔鏡・ロボット手術

1. 胸腔鏡下肺葉切除術 …………………………………………山下眞一 …100
2. 胸腔鏡下肺区域切除術 ………………………………………山下眞一 …104
3. 単孔式胸腔鏡下肺葉切除術 …………………………………山下眞一 …109
4. ロボット手術（縦隔腫瘍摘出術） …………………………岩﨑昭憲 …113
5. ロボット手術（肺葉切除術） ………………………………岩﨑昭憲 …117

G. 難治性感染性肺疾患

1. 慢性有瘻性膿胸の二期的手術（閉窓術） …………………岡林　寛 …122
2. 非結核性抗酸菌症に対する胸腔鏡手術 ……………………岡林　寛 …126

H. 特殊手術

1. 胸腺腫胸膜播種に対する胸膜肺全摘 ………………………山下眞一 …130
2. アスペルギルス症に対する肺全摘・大網充填 ……………白石武史 …133
3. 先天性肺気道奇形 ……………………………………………山下眞一 …135
4. 胸部外傷（主気管支損傷・肺血管損傷） …………………岩﨑昭憲 …139
5. 術中肺動脈損傷 ………………………………………………白石武史 …145

索　引 ……………………………………………………………………………149

本書に掲載されている内容の関連動画が，南江堂ホームページにおいて閲覧いただけます．本書冒頭見返しページに印刷された「WEB動画サービスに関するご案内」をお読みのうえ，ご利用ください．なお，動画のある項目については，本文に「動画マーク」（▶）がついています．

WEB動画タイトル一覧

Ⅰ．総論
　▶ 動画①：Forceps
　▶ 動画②：Castroviejo Needle Holder
　▶ 動画③：Mayo, Metzenbaum Scissors
　▶ 動画④：ロボット支援手術1
　▶ 動画⑤：ロボット支援手術2
　▶ 動画⑥：ロホット支援手術3

Ⅱ．各論
A．気道手術
　▶ 動画⑦：気管瘢痕狭窄に対する気管切除再建
　▶ 動画⑧：気管悪性腫瘍に対する気管切除再建（頸部気管）
　▶ 動画⑨：気管悪性腫瘍に対する気管切除再建（胸腔内気管）：硬性鏡
　▶ 動画⑩：気管悪性腫瘍に対する気管切除再建（胸腔内気管）：気管再建
　▶ 動画⑪：声門下狭窄に対する気管切除再建
　▶ 動画⑫：フラップ型気管支形成術
　▶ 動画⑬：中間気管支幹再建（気管支環状切除術）
　▶ 動画⑭：左主気管支壁再建（気管支環状切除術）

B．気管分岐部手術
　▶ 動画⑮：スリーブ肺全摘術 〜技術総論〜
　▶ 動画⑯：スリーブ右肺全摘術（上大静脈再建を伴う）
　▶ 動画⑰：スリーブ左肺全摘術（残肺全摘）
　▶ 動画⑱：左肺動脈確保法
　▶ 動画⑲：分岐部右肺上葉切除術（肺静脈移動による右中下葉授動を伴う）

C．胸部外科における血行再建
　▶ 動画⑳：Double sleeve 肺葉切除術（右上葉）
　▶ 動画㉑：Double sleeve 肺葉切除術（左上葉）
　▶ 動画㉒：Double sleeve 肺葉切除術（拡大左上葉）
　▶ 動画㉓：人工心肺下右房合併切除再建
　▶ 動画㉔：人工心肺下左房合併切除再建
　▶ 動画㉕：肺動脈conduit再建

D．胸壁手術
　▶ 動画㉖：肺尖部胸壁浸潤肺癌への前方アプローチ
　▶ 動画㉗：胸壁切除再建

E．肺移植
　▶ 動画㉘：脳死両肺移植
　▶ 動画㉙：脳死片肺移植

F. 胸腔鏡・ロボット手術
- 動画㉚：胸腔鏡下肺葉切除術
- 動画㉛：胸腔鏡下肺区域切除術
- 動画㉜：単孔式胸腔鏡下肺葉切除術
- 動画㉝：ロボット手術（縦隔腫瘍摘出術）：症例①重症筋無力症
- 動画㉞：ロボット手術（縦隔腫瘍摘出術）：症例②神経腫瘍
- 動画㉟：ロボット手術（肺葉切除術）：症例①右下葉
- 動画㊱：ロボット手術（肺葉切除術）：症例②右上葉
- 動画㊲：ロボット専用器具

G. 難治性感染性肺疾患
- 動画㊳：慢性有瘻性膿胸の二期的手術（閉窓術）
- 動画㊴：非結核性抗酸菌症に対する胸腔鏡手術

H. 特殊手術
- 動画㊵：胸腺腫胸膜播種に対する胸膜肺全摘
- 動画㊶：アスペルギルス症に対する肺全摘・大網充填
- 動画㊷：先天性肺気道奇形
- 動画㊸：胸部外傷：症例①②気管支損傷
- 動画㊹：胸部外傷：症例③肺血管損傷
- 動画㊺：術中肺動脈損傷

I．総論

1. 胸部外科の手術器具

白石武史

　手術の修練は，その場面に応じた適切な手術器具を選び，それを正しく使用することから始まる．そのうえによい経験の蓄積が加わって優れた手術技術がつくり上げられていく．手術器具を正しく理解することは胸部外科医としての修練の出発点である．本項は 2017 年に著者らの教室内で若手医局員向けのセミナーとして講演されたもので，胸部外科で使用される基本的な器具の特性と使用の実際を示している．本書の「各論」では読者の皆様に福岡大学で実施された様々な手術をご覧いただくことになるが，ここではその手術で使用されている多様な手術器具について学んでいただきたい．

1 鑷子（Forceps）

　鑷子は組織を挟み保持する道具であるが，その先端部分（把持部分）の形状によって実に多くの種類が存在する．福岡大学呼吸器外科では主として以下の 3 種類の鑷子を用いている．

1. DeBakey 鑷子

　胸部外科領域では知らぬ人はいない Michael Ellis DeBakey（1908〜2008 年）のデザインによる鑷子である（図 1）．DeBakey は「鑷子」自体をデザインしたわけではなく，その「端子（先端）部分」を開発した．この DeBakey 端子は血管を愛護的にかつ強固に把持する目的で作製されており，鑷子以外にも各種の血管鉗子に幅広く採用されている．DeBakey 鑷子は図 1 に示すように相対する A, B の 2 本の異なった脚からなる．A 脚は「"縦山（青色矢印部分）" 一本」，B 脚は「"縦山" 二本」の構造になっており，それが W 型に組み合わさる形になっている．しかも "縦山" には細かい横溝が掘られている．このような構造のため，組織や血管，人工血管などをピンポイントで強固に掴みやすく，心臓外科や呼吸器外科において血管を取り扱う場面でよく用いられている．しかし，両脚が W 型に噛み合う構造のため，脆弱な血管壁の場合はこれを痛めることがあり，特に肺動脈のような裂けやすい血管の場合は壁損傷にいたることがある．肺動脈形成時などに DeBakey 鑷子を使用するときは特に内膜を鑷子で直接掴まない注意が必要となる．

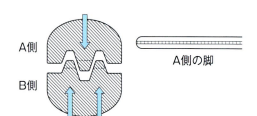

図 1　DeBakey 鑷子の先端部の断面図（左），と端子部分（A 側）の模式図
青色矢印は "縦山" 部分．

2. Cooley 鑷子

　米国心臓外科界のもう一人の巨匠，Denton Arthur Cooley（1920〜2016 年）のデザインした鑷子である（図 2）．一見，DeBakey 鑷子とよく似ているが，こちらは端子部分の中央に溝を持ち，その両脇に 2 本の平らな面が並んでいる．"面" には DeBakey 鑷子と同様の横溝が彫ってある．DeBakey 鑷子と同じく，血管を愛護的かつ確実に把持する目的でデザインされたが，W 字型にかみ合わせる DeBakey 鑷子よりも把持による組織損傷は少なく，より愛護的に血管壁を掴むことができる．しかし，W 型に強固に噛み合う DeBakey 鑷子と比較して把持時に横滑りしやすい構造になっている点に使用上の注意が必要である．

1. 胸部外科の手術器具

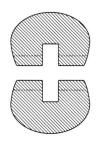

図2 Cooley鑷子の先端部の断面図

3. リング鑷子（Ring Tip Forceps）

　DeBakey鑷子やCooley鑷子よりもさらに愛護的に血管を把持することのできる鑷子である（図3）．先端部分は滑り止め加工をされた小さなリング状をしているため，血管を把持する場合はその"つまみ"圧が一点に集中せず，血管壁を損傷することが少ない．著者らは肺移植や肺癌手術における肺動脈形成の際に使用している．

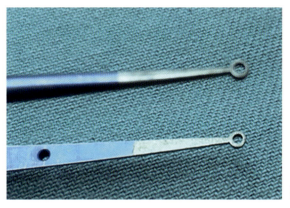

図3 リング鑷子

使用場面　[▶ 動画①]

- Cooley鑷子：人工血管（PTFE）を用いた上大静脈再建の場面である．PTFEと右心耳の吻合が行われているが，Cooley鑷子は血管を愛護的にかつ強固に把持できるので，右房壁や人工血管を安全にかつ安定して保持することができる．
- DeBakey鑷子：肺動脈端々吻合の場面である．DeBakey鑷子は血管をピンポイントで正確に把持できるが，「先端部分」がW型に噛み込むため，肺動脈の脆弱な内膜などを直接把持すると容易に内膜を損傷する．内膜はDeBakey鑷子で直接把持しないようにし，やむを得ず把持するときは外膜を掴むようにする．
- リング鑷子：左double sleeve上葉切除時の主肺動脈と下葉肺動脈の吻合シーンである．高齢患者のため肺動脈壁はもろく，しかも吻合すべき肺動脈断端は不規則な形状になっている．DeBakey鑷子では容易に血管壁損傷をきたすおそれがあったため，リング鑷子で丁寧に把持しながら吻合を進めている．

COLUMN

DeBakeyとCooley

　DeBakeyとCooleyはテキサスのBaylor大学において師弟関係にあった．あくまで学究的だったDeBakeyと政治的・経済的感性に優れたCooleyはやがて対立するようになり，CooleyがTexas Heart Instituteに移ってからは30年以上にわたって口をきかなかったらしい．

　しかし，互いに気にはなっていたようで，よく似た鑷子や血管鉗子を数多く作製した．

I. 総論

2 持針器（Needle Holder）

　ここではCastroviejoの持針器を紹介する．Ramon Castroviejo（1904～1987年）（図4）はスペイン人の眼科医で，彼の考案したCastroviejo型持針器（図5）は角膜移植での使用を目的として作製されたマイクロサージャリー用の器具であった．現在はそれよりも大型のものが心臓血管外科でよく用いられているが，残念ながら呼吸器外科にはさほど愛用者はいない．その最大の特徴は，二本指で保持し回転させて運針する点にあり，手で握って手関節の回旋で操作するHegar持針器と比べると圧倒的に動作の精緻性が高い．

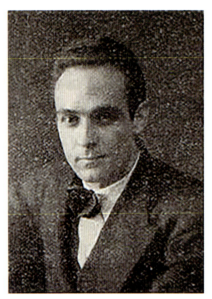

図4 Ramon Castroviejo
（Wikipediaより）

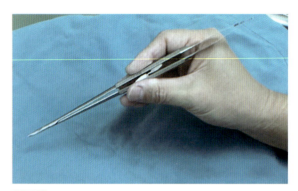

図5 Castroviejo型持針器

使用場面　[→ 動画②]

○肺移植の肺静脈・肺動脈吻合にCastroviejo持針器が使われている場面を紹介している．この持針器は指先で操作するため回転角度が大きく，また針の刺入角度も容易に調整できる．ちなみに，この場面では把持にはリング鑷子が使われている．肺静脈吻合の際は，左房筋層が内腔側に露出すると血栓形成を助長する可能性があるため，著者らは縫合線が内翻しそうな箇所では「内膜側に入針し筋層を拾ったあとに内膜側へ出針」するいわば外翻縫合を好んで用いている（II章-E「肺移植」参照）．非常に細かい操作が必要になるが，指先でコントロールするCastroviejo持針器ではこのような細かい操作が行いやすい．次のシーンでは肺動脈が縫合されているが，術者が体勢や手の向きを変えることなく入針角度を変更することができている．

COLUMN

箸とナイフ＆フォーク
　著者は，CastroviejoとHegarの操作性の差を若手に説明するときに，「箸」と「ナイフ・フォーク」で例えて説明する．前者は指先で繊細に操作する道具であり，極めて精緻な動作が可能である．後者は手関節の動きで操作するため，動きが大ぶりになる．箸で繊細に魚の骨を取り除き，納豆をつまむことはできるが，ナイフ・フォークでは難しい．もちろん，箸をCastroviejoに例えている．

3 剪刀（Scissors）

1. Cooper 剪刀

鼠径ヘルニア手術の際に「筋膜を鈍的に剝離し，組織を鋭的に切離できるように」考案された剪刀である．鼠径ヘルニアの手術法を開発した19世紀イギリスの外科医 Sir Astley Paston Cooper（1768～1841年）によるものと考えられている（図6）．肉厚で鈍的な先端が特徴で，それ自体が剝離鉗子のような機能も併せ持っている．現在はより精緻な剪刀機能を持った Metzenbaum 剪刀や Mayo 剪刀にその主座を譲ったが，おそらく外科用剪刀の歴史のなかで最も古いものである．

2. Metzenbaum 剪刀

呼吸器外科において，剝離や切離に使用される剪刀のなかで最も利用頻度が高いのが Metzenbaum 剪刀であろう．米国人耳鼻科医の Myron Firth Metzenbaum（1876～1944年）によってつくられた（図7）．薄くて鋭い刃と鋭的な先端部が特徴であり，腫瘍浸潤部や炎症性癒着部分であっても鋭的に剝離を行い，「層をつくりながら」切離を進めることができる．しかし，その「薄い刃」の構造ゆえに強度が十分でないことがあり，強固な癒着を剝離する能力に不足がある場合がある．

> **COLUMN**
> **パテントを取り忘れた Metzenbaum？**
> Metzenbaum は故意にか単に失念したのか定かではないが，自分の剪刀にパテントをとらなかった．このため Metzenbaum 剪刀は世界に広がった際に Metzenbaum の名を失い，インドでは「ガンジーの剪刀」，イギリスでは「女王陛下の剪刀」，そして中国では「毛沢東の剪刀」と呼ばれているらしい（未確認の情報）．

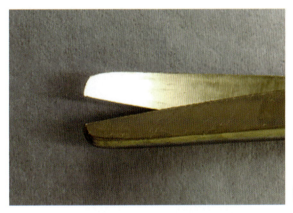

図6 Cooper 剪刀の先端

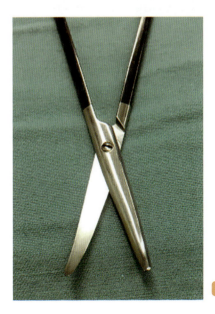

図7 Metzenbaum 剪刀

3. Mayo 剪刀

　Mayo クリニックを創設した有名な Mayo 兄弟［William James Mayo（1861〜1939 年）と Charles Horace Mayo（1865〜1939 年）］が開発した剪刀である．特徴は Metzenbaum 剪刀よりも分厚い刃を持つ点であり，刃の断面は三角形をしている．このため，強度が強く，頑固な癒着でも剝離・切離を進めることができる．先端部分は Metzenbaum 剪刀よりもやや鈍的ではあるが Cooper 剪刀よりも鋭的であり，その形状はむしろ Metzenbaum 剪刀に近い（図 8）．

4. 混合型剪刀

　現在は上記の剪刀を土台にした様々な剪刀が作製されており，Metzenbaum 剪刀と Mayo 剪刀の両者の特徴を併せ持った剪刀もつくられている．また，刃の鋭さをメス並みに高めたスーパーカットメッツェンと称される剪刀も登場している．図 9 の写真は著者が愛用しているスーパーカットメッツェンであるが，先端は Metzenbaum 型をしておりメスのような切れ味を持つが，とめ（支点となるねじ付近）近くでは Mayo 剪刀の形状（三角形の断面）を持ち，強度も併せ持つ構造となっている．

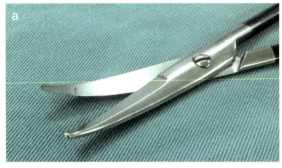
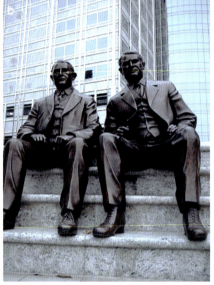

図 8　Mayo 剪刀と Mayo 兄弟の銅像
　a：Mayo 剪刀．肉厚な刃を持ち強度が高い．刃部分の断面は三角形．
　b：Mayo 兄弟の銅像（Wikipedia より）

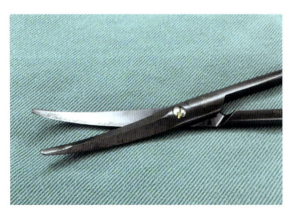

図 9　スーパーカットメッツェン

使用場面 [▶ 動画③]

- MayoとMetzenbaum剪刀の操作の実際を紹介する．最初のケースは中下葉根部に発生し葉間肺動脈を取り巻いていた腺癌の症例である．60Gyの化学放射線療法後に切除を試みている．上中下葉の三葉隣接部の葉間には腫瘍瘢痕組織が頑固に存在しており，これを剥離して葉間肺動脈を確保しようとしている．Mayo剪刀とMetzenbaum剪刀を使い分けながら徐々に剥離を進め，葉間肺動脈に到達する様子が観察できる．
- 次のケースは浸潤性肺アスペルギルス症に対する左肺全摘の症例である．アスペルギルス肺の一部が大動脈外膜に浸潤性に癒着しており，Metzenbaum剪刀を用いて大動脈外膜を剥離している．最後のケースは肺癌が大動脈外膜に浸潤していた症例であるが，これもMetzenbaum剪刀を用いて大動脈外膜剥離が行われている．

4 実際の使用器具

著者（白石）が使用している手術器具を紹介する（図10）．剪刀類は，左からMayo（先端鈍）29.5 cm，Mayo（先端鋭）31 cm，Metzenbaum 26 cm，スーパーカットメッツェン23 cm，Metzenbaum 20 cmである．胸部外科は術野が深部となるため，総じて長い器具を必要とする．これに，30 cm長鑷子（DeBakey鉗子）と23 cmのCastroviejo型持針器，23 cmの深部用小血管鉗子，リング鑷子（大・小）をセットにして使用している．

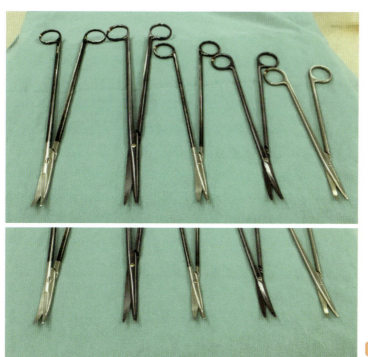

図10 著者が使用している剪刀

2. 胸部外科手術アプローチ ～開胸～

山下眞一

　胸腔鏡手術が多くの施設で行われるようになった今日でも開胸手術は外科医の基本である．進行した肺癌では後側方切開による開胸が最も普及した方法であるが，以前は小開胸として行われた腋窩開胸のような開胸法も当然心得ておくべきである．また，他にも拡大手術をするうえで重要な開胸法があるので各論で示す様々な開胸法を習得すべきである．

1 後側方開胸（図1）

　後側方開胸は肺切除における基本術式である．肩甲骨下極を目印に前後の皮膚切開を入れる．第4または5肋間開胸または肋骨床開胸の多くがこのアプローチを用いる．

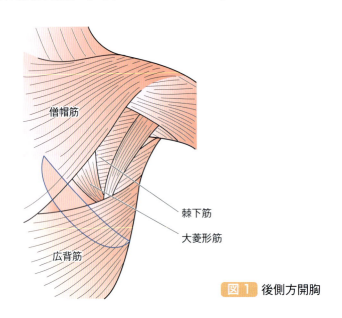

図1　後側方開胸

1．皮切から筋層切離

　メスで皮膚切開後，皮下脂肪組織を電気メスで切離して広背筋を露出し聴診三角を確認する．電気メスで広背筋を切離するが出血は電気メスによって焼灼しながら十分に止血できているか確認する．不十分であればきちんと結紮を行う．

　広背筋切断後，前鋸筋は切断せずに前方に圧排するのみでもこの開胸は可能である．前鋸筋の背側筋膜付着部を縦方向に下方まで切開するのみとする．僧帽筋または大菱形筋は温存する．前鋸筋を切断すると大きな開胸創が得られ拡大手術の際には良好な視野を得やすい．

2．肋間操作

　骨性胸郭での開胸操作においては肋間開胸と肋骨床開胸の2種類がある．膿胸や炎症性癒着，再手術の場合は肋骨床開胸が推奨されるが，通常は肋間開胸が基本である．

　肋間開胸は通常第4あるいは第5肋間で行われることが多く，肩甲骨鈎で肩甲骨を挙上しながら手を入れて上方から肋骨を触知する．後斜角筋の付着するのが第2肋骨であるが，第1肋骨を触れることも可能である．一般に後側方切開による上葉切除では第4肋間，中・下葉切除では第5肋間を選択することが多い．

3. 開胸操作

まず電気メスで肋骨上（肋間開胸）で肋間筋を切離していく．処理が必要な肺門が真下になる位置が適切であり，胸腔鏡を挿入して適切な肋間を選択するのも可能である．

肺実質を損傷しないよう片側麻酔に移行してもらう．Péan 鉗子や剥離鉗子で肋間筋をすくいあげてはその中央部を切離する操作を行うとより安全に開胸できる．壁側胸膜を確認したあと，これをメスまたは Metzenbaum 剪刀で切開することにより開胸となる．

4. 肋骨切断

次に開胸肋間尾側の肋骨背側での肋骨切断に移る．切断部位は脊柱起立筋を剥離しその背側とする．電気メスで肋骨角近傍の肋骨の上下縁を焼灼しエレバトリウム，強弯ラスパトリウム剥離子（Langenbeck または Doyen）などで肋骨剪刀を挿入するスペースをつくる．この際，剥離子で肋間動脈を損傷すると出血を生じ止血に難渋することがあるので注意を要する．骨膜内での肋骨切断が基本であるが，骨膜外でも可能である．肋骨切断に伴う骨髄からの出血は骨蝋で止血する．肋間動静脈の出血については電気メスで焼灼止血するか Péan 鉗子で出血部を把持後結紮を行う．

1 本の肋骨切断で視野が不十分な場合は，さらに開胸肋間頭側の肋骨切断を追加する．この際は肋間に残される肋間動静脈および肋間神経を結紮後切断する．肋骨ピンによる骨髄内固定を行う場合は，肋骨を切断するだけとしている．

肋骨ピンを固定しない場合は，部分切除する場合もある．

5. 肋骨床開胸

呼吸器外科医は肋骨床開胸の方法についても熟知するべきである．この開胸法は高度の胸膜癒着がある場合や十分な肋間視野から剥離を行う必要のある症例に適応とする．まず肋骨の中央部で電気メスで骨膜を縦切する．続いてエレバトリウム，ラスパトリウム骨膜剥離子で外側骨膜を肋骨から剥離し，前方から背側にわたり長く骨膜全体を肋骨から剥離する．Doyen 剥離子を用いてもよい．

肋骨が十分に遊離したところで背側で肋骨を切断する．

6. Muscle sparing thoracotomy

Muscle sparing thoracotomy と呼ばれる聴診三角を利用した広背筋，前鋸筋温存の小開胸法も身につけておくと便利である．特に胸腔鏡を利用しながら行う今日の手術では本開胸法のようなアプローチでも十分な視野が得られる場合がある．聴診三角部直上の皮膚に 12～13 cm ほどの斜切開を置き，脂肪織と筋膜を剥離する．前方は広背筋裏面を可能な限り腹側へ剥離を進め肋間開胸を置く．以後の処置は通常の肋間開胸と同様である．

2 前側方開胸（前方腋窩開胸）

前側方開胸あるいは前方腋窩開胸は腋窩切開をさらに前方に広げたものである．体位は上腕を挙上し背側に傾斜した斜位（半側臥位）とする．前方，背側ともしっかりと固定し必要に応じてさらに十分な傾斜や逆方向への傾斜ができる姿勢とする．

腋窩の中央から斜め前方に皮膚切開を行う．皮下脂肪織を電気メスで切離しつつ筋層表面に達する．広背筋層前縁から開胸肋間直上の前鋸筋を split する形で骨性胸郭に到達する．前鋸筋の表面を縦走する動静脈，神経（胸背動静脈および神経）は切断，結紮しながら開胸する．開胸肋間（通常第 3 または第 4 肋間）を決定し肋間筋を電気メスで切離する．肋骨を切断する場合は前方肋軟骨近傍がよい．

3 腋窩開胸 (図2)

腋窩中央部から 10 cm ほど尾側に向けて縦切開を入れる．腋窩の脂肪組織を電気メスで切開して筋層に到達

Ⅰ. 総論

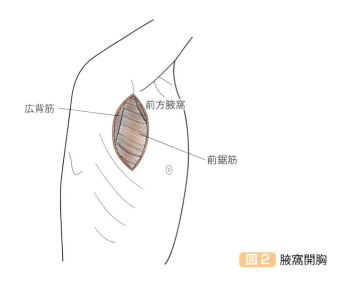

図2 腋窩開胸

する．広背筋前縁から前鋸筋群が認められたところで前鋸筋筋線維の走行に沿ってsplitする．Péan鉗子ですくって電気メスで中央を切離する方法をとってもよい．近くに縦走する胸背動静脈および神経，長胸神経があるのでできる限りこれらを損傷しないように配慮する．骨性胸壁に到達したら第3または第4肋間で開胸し小開胸器を入れて徐々に開いていく．前方および背側の肋間を電気メスで切離しつつ開胸創を開排する．

4 胸骨縦切開（胸骨正中切開）アプローチ（図3）

　仰臥位にて胸骨上切痕から剣状突起下にいたる縦切開を行う．胸骨上切痕直下の脂肪織，筋膜群を電気メスで切離して胸骨下にスペースをつくる．
　この際，胸骨柄直上を横断する静脈があるのであらかじめ切断するが，胸骨柄の骨膜に沿って剝離を進めると出血しない．尾側も剣状突起を電気メスにて切断し十分に下方のスペースを用手的に剝離する．
　Sternum sawで胸骨中央部を切断するが，胸骨柄直上から下方に切り下げてもよいしその逆に切り上げてもかまわない．この際，麻酔医に換気停止を依頼し切断する．正中からずれないように，またストライカー先端を引き上げ過ぎないようにすることが肝要である．
　胸骨切断面の骨膜および骨髄より出血がみられるが，ガーゼで圧迫しながら骨髄からの出血に対しては骨蝋を充填し，骨膜からの出血は電気メスで止血する．骨蝋を避けたい場合はアルゴンビーム凝固（argon beam coagulation：ABC）を用いて止血してもよい．止血後，左右の胸骨縁を二爪鉤にて軽く持ち上げて，縦隔胸膜と前胸壁間の疎性結合織を電気メスで剝離して開胸器を挿入できるスペースを確保する．

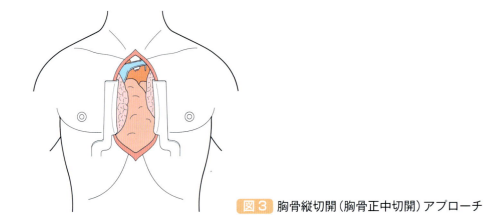

図3 胸骨縦切開（胸骨正中切開）アプローチ

5 Clamshell アプローチ (図4)

　両肺を同時一期的に手術することのできる開胸法である．胸骨横切開および両側肋間開胸により二枚貝を開くように開胸することから"clamshell"開胸と命名されている．両肺移植あるいは両胸腔にまたがる大きな縦隔腫瘍などが適応となる．非常に広い開胸野が得られるが，内胸動静脈を切断するため内胸動脈を利用する形の冠動脈バイパス術（CABG）は不可能となる．

　通常，第4または5肋間の高さで両側乳房下縁にかけての波状切開（clamshell incision）を置く．左右の両端は前〜中腋窩線あたりである．大胸筋の胸骨付着部を少し切離して上方に挙上すれば直下はすぐ骨性胸壁となる．左右第4肋間でオープンして両側から胸骨側面に近づく．胸骨の左右側方の約1cmあたりを鎖骨下動静脈，腕頭動静脈から分枝した内胸動静脈が走行するので，これら動静脈を結紮切断しなければならない．

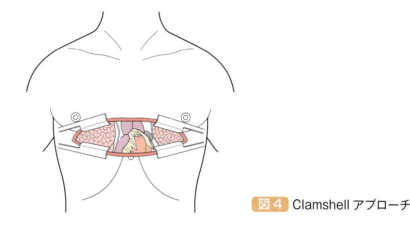

図4 Clamshell アプローチ

6 Hemi-clamshell または transmanubrial osteomuscular sparing アプローチ (図5)

　肺尖部胸壁浸潤肺癌（いわゆる Pancoast 型肺癌）で前方胸壁への浸潤をきたす腫瘍では前方L字型の開胸を利用する．胸骨上縦切開と第4肋間で胸骨横切開後側方開胸を行い横方向に肋間開胸を広げる．肺門処理が不要な場合は Grunenwald らの transmanubrial osteomuscular sparing アプローチがよいが，肺門処理を要す場合は Korst らの hemi-clamshell アプローチまたは Rusca らの modified hemi-clamshell アプローチが有用である．この方法であれば，直下に鎖骨下動静脈，腕頭動静脈などを観察し，その処理が容易となってくる．

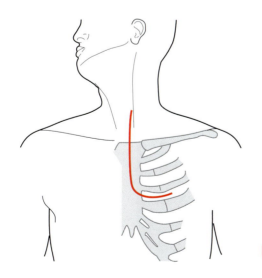

図5 Hemi-clamshell アプローチ

総論

3. 胸部外科手術アプローチ 〜低侵襲手術〜

岩﨑昭憲

　胸腔鏡を用いて行われる手術は，最近30年で急速に発展を遂げてきた．本邦では，いくつかのアプローチ法が存在するが，使用する器具や体位はほぼ同じである．したがって本項では，一般的なポート配置や器具について述べ，単孔式やロボット支援手術の基本的な部分も追記したが，詳細には各論を参照いただきたい．これら低侵襲手術は開胸より器具の自由度や視野が制限を受けた手術である．重要なことは，偶発症が起きた場合の対処法を熟知していることであり，常に安全に配慮した手術を心がけるべきである．

1 VATS

　胸腔鏡手術（video-assisted thoracoscopic surgery：VATS）は開胸と比較し低侵襲手術として日常診療では認知されている．現在VATSは，肺癌を中心に7割ほどで使用されているように，広く普及したアプローチとなっている．また，徐々にではあるが，ロボット支援手術や単一創からの単孔式のアプローチが始まっている．これらは，肺葉切除として手技は異なるが実施後の結果は同じである．すなわち，アプローチが単に異なるものである．ご存知のように国内では，すべてをポートのみで実施するいわゆるcomplete VATS（図1）と，2〜3個のポートと8cm以下のアクセスポートを加えて行うhybrid VATSなど複数の方法がある（図2）．また，施設により，2窓法，3ポート，4ポート，および5ポートなど様々な手技とともに発展してきた．また，倒立対面式のモニターを使用し近接した視野で行うものや，ビデオカメラを7〜8肋間中腋窩線から挿入し見上げた視野で手術を行う方法など様々である．それぞれに良さはあるが，安全面に配慮し自分に適したスタイルを早く見つける必要がある．ここで使用する鉗子類（図3）はいずれも柄が長いのが特徴で，これにエネルギーデバイスを併用することが多い．

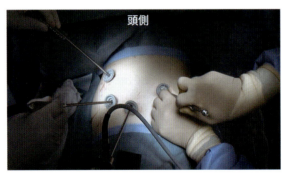

図1 Complete VATS

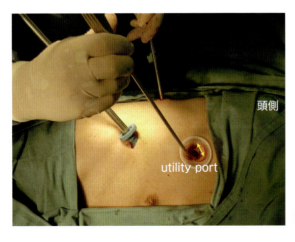

図2 Hybrid VATS

3. 胸部外科手術アプローチ 〜低侵襲手術〜

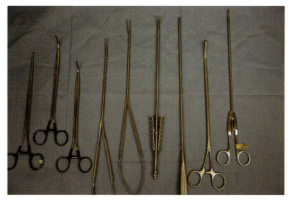

図3 器具（特徴ある長い鉗子）

2 単孔式（single port）

　単孔式（single port）は，操作性が他の術式に比べて制限を受けるので最初から取り組む術式ではないと思われる．器具に精通し手技が向上したあとに行うことを勧める．アジアおよびヨーロッパの一部の地域において実施されているが，国内で実施している施設はまだ少ない．各々の鉗子の干渉を避けるため，細いものや弯曲があるものが使用される．この手技にはフック型電気メスが多用される．操作用のポートとして4〜5cmの大きさの単一創（孔）が必要で，第4肋間前腋窩線もしくはさらに下位肋間に孔を置く（図4）．

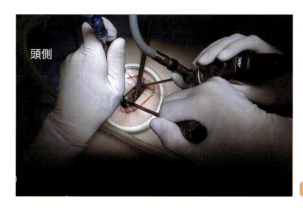

図4 単孔式による肺癌の肺葉切除

3 ロボット支援手術

1．ロボット支援手術について

　肺癌や縦隔腫瘍でも，ロボット支援手術（robot-assisted thoracoscopic surgery：RATS）が2018年春より保険診療として承認されたことより徐々に普及し始めている．

　現在，国内で普及しているロボット機種はIntuitive Surgical社のda Vinci Surgical Systemであるので，これに基づいて機能を説明する．特徴は，3つの装置Surgeon Console，Patient Cart，Vision Cartから構成されている（図5）．①立体的な3Dハイビジョン画像で，②使用する鉗子は術者の手に連動する広い可動域のリスト構造を持つ．③操作用マスターコントローラを把持する手の動作幅を縮小し鉗子に伝えるモーションスケール機能（2対1，3対1，5対1など）や手振れ防止機能，④最大約15倍のズーム機能を搭載している．これらにより狭い体腔で緻密な手技が有用になる［→ 動画④］．

　実機操作（臨床）までの準備の詳細は，日本呼吸器外科学会のロボット手術ガイドラインを参照しながら準備を進めることになる．また，日本呼吸器外科学会からの出版物である『呼吸器外科ロボット支援手術実践マニュアル』（メジカルビュー社，2019年）を参考にしていただきたい．

　重要なことは，関連する職種間で信頼できるチームを築いて取り組むことであり，また，前述のVATSや単

I. 総論

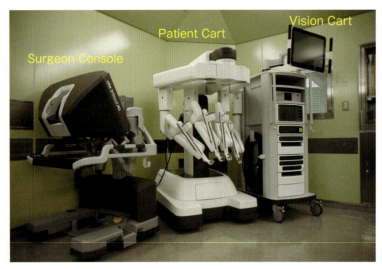

図5 da Vinci Surgical System

孔式とは違って，手術を行う術者や助手には，ライセンス取得が義務づけられていることが大きく異なっている．段階的に，①E-ラーニングでオンライントレーニング，②実機を用いたオンサイトトレーニング，③動物を用いたベーシックトレーニングを行い，最終ライセンス取得と併せて施設見学を行い，その都度 Certification を取得しておく．手術の前に繰り返し実機を用いたシミュレーションを行い，操作に慣れておくことが大切である．それぞれの施設に合わせて教育法を工夫しておく．著者らは模擬肺を用いて実施している［➡ 動画⑤］．単純な操作だけでなく，結紮や剝離など細かな手技を練習し身につけることができる．

2. ロボット体位とアクセスについて

患者体位は基本的に VATS と同じであるが，その後に Patient Cart の手術台への移動を行い適切な位置に配置する．アームを低く設置することが多いので患者への圧迫がないか常に注意が必要である［➡ 動画⑥］．手術を容易に実施できるかは，体位と Patient Cart の位置，アーム設定，ポートの設定位置，助手の技量に左右される．ロボット3装置と手術台は，術者と助手が連携しやすく配置するとよい．意思の疎通が容易で緊急時の対応に役立つ．著者らの右肺癌の場合の配置を図6に示す．もちろん，施設事情に合わせたスタイルを確立する

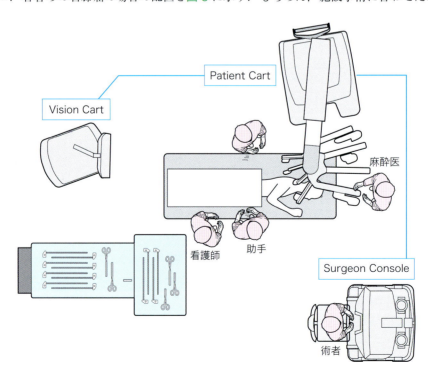

図6 手術室の配置

3. 胸部外科手術アプローチ 〜低侵襲手術〜

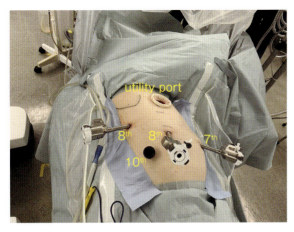

図7 アクセス

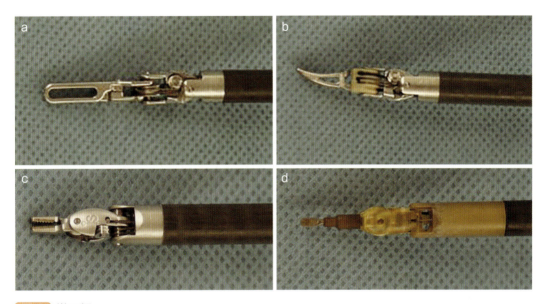

図8 鉗子類
a：フェネストレイテッドバイポーラ
b：メリーランドバイポーラ
c：ラージニードルドライバ
d：モノポーラスパチュラ

ことを勧める．特に麻酔医と機器は，Patient Cart 配置の影響で通常より対側にシフトを余儀なくされるので前もって了解を得ておく．

　da Vinci では，Patient Cart が患者を覆うので，術中にポートは体表からは見づらい．機種により4アームが使用可能であるが，3アーム操作を好んで行う施設もある．著者らは現在のところ3アーム使用に合わせて助手支援孔も加えたアクセス創をおいている（図7）．気密で行うこともあるが，その場合はアクセス創をつくらず専用のポートが必要になる．

　使用する鉗子類はいずれも da Vinci 専用で使用回数が制限されている．呼吸器領域で使用頻度が多い鉗子を図8に示した．著者らは，バイポーラ機能を備えているメリーランドのタイプを愛用している．肺癌と縦隔など症例により鉗子種類の選択をしている．あまり多くの種類を使用すると，ロボットの高額な鉗子は保険償還できないので，病院に経済的な負担が増え，注意が必要である．

3. 合併症

　最も大切なことは，術中出血対応である．Patient Cart が患者を覆っているので VATS と異なり緊急開胸が遅れる．すぐに術野から Patient Cart をロールアウトできるように日頃から練習が重要である．前方アーム跳ね上

Ⅰ．総論

げが有用である．慣れるまで，ロボットは触覚がないため把持力が強過ぎて組織損傷が起こりやすい．特に肺が脆弱な気腫肺や線維化した硬い肺の場合，損傷した部位からの出血が続き視野の妨げになる．組織を把持する際は，意識的に軽く持つことを勧める．術者は術野に集中しているので，ロボットアームの胸腔外での動きには気づかないことが多い．急激な動きによる助手との接触に注意する．

4．今後の普及について

VATSと比較し最近のRATSの優越性は，まだ明らかにはなっていない．今後，様々な角度からadvantageを検証されながら使用が広がるものと考えられる．

各手技の利点を生かし，単孔式にロボット器具をドッキングし，より低侵襲手術へ移行するものと思われる．また，開発中の手術支援ロボットが数多くあり，数年以内に臨床現場へ登場することが期待されている．それぞれの領域で，安全に使用しやすいものであれば普及もさらに広がるものと考える．

II. 各論

A. 気道手術

A. 気道手術

各論 1. 気管瘢痕狭窄に対する気管切除再建 [→▶動画⑦]

白石武史

術式の概要

　良性の気管狭窄は，いわゆる「気管挿管後狭窄」や「気管切開後狭窄」と呼ばれる瘢痕性狭窄が主体である．1950年代の世界的なポリオ大流行の際に呼吸不全患者の救命治療として気道挿管による陽圧人工呼吸が実施されるようになり，その合併症として気管挿管後狭窄が発生した．当時の気管チューブの先端カフは品質の悪いゴム製で，カフ圧は100 mmHg以上が必要であったために気管の圧迫虚血を原因とする気管挿管後狭窄が爆発的に発生した．当時の報告では気道挿管を受けた患者の17％に挿管後狭窄が発生したとするものもある．1970年代になってシリコン製の良質な材料を用いたLow pressure / Large cuffが開発されカフ圧が30 mmHg程度にコントロールされるようになり，発生頻度は気道挿管例の0.1％程度にまで減少した．一方，気管切開後狭窄は気管切開孔の不健全な瘢痕治癒や変形，肉芽形成によって狭窄をきたすものであり，不適切な気管切開手技が主因である．

　気管挿管後狭窄と気管切開後狭窄に代表される「良性瘢痕性気管狭窄」の治療には，気道インターベンションによる方法と病変気管の環状切除再建による方法がある．バルーンブジーやマイクロターゼ焼灼，気道ステントのようなインターベンション治療を好む意見もあるが，治療効果が不完全で再燃傾向も強いことから著者らは気管環状切除再建を推奨している．

症例

　72歳女性．脳動脈瘤破裂をきたし，救命センターで緊急気道挿管を含む救命処置を受けたあと，直ちに脳動脈瘤クリッピングを施行された．手術後は安定して経過し，手術後7日目に気管切開を施行され，32日目で人工呼吸器から離脱した．ほぼ障害を残さずに発症40日目で家庭復帰したが，その6年後に次第に進行する労作時呼吸困難と喘鳴を指摘され，CTで気管切開後狭窄が明らかになったものである．CTでは第3～4気管軟骨にかけて全周性の狭窄が確認された（図1）．マイクロターゼによる狭窄部の焼灼を行ったが再燃をきたしたため，気管環状切除再建を実施することとした．

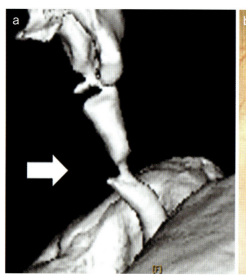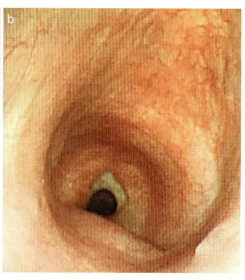

図1 3D-CT像と気管支鏡像
　a：3D-CT像．第3～4気管軟骨位置に全周性の狭窄があり，気管の軸偏位も伴っている．
　b：気管支鏡像．全周性の狭窄が観察できる．

▼ 手術手順 ▼
①病変部気管へのアプローチ　→②気管の剝離　→③気管切除　→④気管-気管吻合

①病変部気管へのアプローチ

　気管切開が実施された位置で緩やかな頸部 U 字切開を置く．気管切開後の瘢痕組織を追跡しながら頸部を剝離し，前頸筋群（anterior cervical muscles）を正中線で左右に分ける．甲状腺は，必要な場合は峡部で離断し左右に牽引する．これで病変部気管の前面に到達できる．良性疾患であるので，頸部筋の切離は最小限にする．

②気管の剝離

　気管の剝離は極力気管壁に沿って進めていく．病変部気管の周辺は炎症性瘢痕により剝離が難しい場合が多いので，反回神経麻痺を起さないよう剝離は慎重に行う．著者らは良性瘢痕性気管狭窄手術の際には「確認のための反回神経露出」はあえてせず，「反回神経を遠ざけながら気管壁を周囲の炎症性瘢痕組織から掘り出す」ように剝離するように努めている．つまり，反回神経は周囲組織のなかに含まれる状態で気管から剝離する．この点は，周囲組織の郭清を必要とする気管悪性病変に対する手術と大きく異なるところである．最終的に気管前壁を気管軟骨・膜様部の接合部付近まで剝離するが，この段階では膜様部側の剝離は行わない．

COLUMN

麻酔に関して

　本手術において，狭窄が著しい場合は気道挿管が困難なことがある．さらに，気道狭窄症状が強い場合は麻酔科より麻酔導入時あるいは術中の換気維持に関する懸念が示されることがある．事前にバルーン拡張やマイクロターゼ焼灼で狭窄を拡張し，細い挿管チューブでも挿入できるようにしておけば問題ないが，狭窄が高度で前拡張が難しい場合は局麻下に ECMO（extracorporeal membrane oxygenation）を導入してラリンジアルマスク下に補助換気をしながら全身麻酔を導入する場合がある．このようなケースは麻酔科との入念な打ち合わせが必要である（II 章-A-4「声門下狭窄に対する気管切除再建」参照）．

③気管切除

　病変気管の前側壁が十分に露出できたところで気管切断を行う．気管への最初の一刀は狭窄部そのものに加えてもかまわない．その上下を切り足すことで病変部を段階的に取り除けばよい．むしろ，最初の切開が狭窄病変部より離れ過ぎたために気管の過剰な切除が必要になることがあるので，気管の切除長が最短になるよう注意する．

　気管切断の際にはできるだけ膜様部を長めに残し，「膜様部フラップ」をつくることを心がける．気管吻合の際に縫合裂創を最もつくりやすいのは膜様部であり，十分な長さの膜様部フラップを残しておくことは膜様部縫合線に過度の吻合張力がかかるのを防止することになる．

　病変部気管が完全に切除できたら術野挿管を確立し，中枢側と末梢側に必要な範囲の気管授動を行う．このときにはじめて気管後壁側すなわち膜様部側の剝離を必要最小限で行う．本症例では気管切除が 2 リングにとどまったため頸部アプローチのみで気管の授動が十分であったが，必要な場合は胸骨正中切開を加えて気管分岐部付近まで授動することもある．

④気管-気管吻合

　気管-気管吻合は膜様部から始め，4-0 または 3-0 の Prolene 糸で連続縫合を行う（図 2）．数針進んだら糸のたるみができないように神経鉤などで「糸締め」を行いながら徐々に縫合を進める．膜様部の連続縫合が終わったところで，気道挿管を術野挿管から通常の経口挿管に切り替える．

　前壁（軟骨部）は 4-0 または 3-0 の PDS 糸を用いて結節あるいは figure-of-eight 縫合（Z 縫合）を行う．最初に気管軟骨の正中部部分に 1 針をかけて牽引し，左右に縫い進めるとバランスよい運針ができる．

　吻合が完了したら閉創するが，頸部気管の再建の場合は通常は吻合部被覆は必要ない．

II．各論／A．気道手術

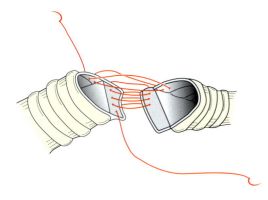

図2 気管・気管支吻合
膜様部縫合は，気管軟骨のエッジ部分から始める．気管の両断端を寄せる際に，軟骨にかかった糸に張力を加えるようにすれば，膜様部の縫合裂創の発生を防ぐことができる．

COLUMN

"Guardian" chin stitch
　気管切除再建後の過大な気管伸展を防ぐため，下顎皮膚と前胸壁皮膚の間に牽引用の縫合糸をかけることがある．H.C. Grillo の著書"TRACHEA"にも記載されている．それ自体の牽引力で減張を期待するというよりも，患者が無意識に頸部を過進展することを防ぐ目的である．術後患者に実施するには大変見栄えが悪く（虐待的に見える），Grillo 自身も "It is important to warn the patient and the patient's family about these sutures in advance!" と記載している．通常，術後6〜7日は維持するように推奨されている．痛々しい光景に見えるが，著者の経験では事前に説明さえしていれば患者はこれによく耐えてくれる．

術式の要点

　挿管チューブの質が著しく向上し，低圧カフが一般的になった現在においても一定の割合で気管挿管後狭窄は発生する．これに対処するのは呼吸器外科・耳鼻科以外の「救命医や内科医」である場合も多い．主たる治療担当がどの科になるかによって治療の方針は大きく異なることとなり，内科や救命医による管理の場合は気管切開チューブやTチューブが治療ゴールとなりがちである．慢性的な全身の問題（たとえば脳障害や神経筋障害）を抱えている症例ではやむを得ない場合もある．しかし，治療ゴールを「気管切開やTチューブ」にとどめれば発声も気道確保も両得で治療リスクも低いからよいではないかという考え方は，治療担当者としては少々安易過ぎるように思える．気道切除再建が達成されれば，気管切開やTチューブとは比較にならないよいQOLを患者に提供することができる．

A. 気道手術

各論 2. 気管悪性腫瘍に対する気管切除再建（頸部気管） [▶ 動画⑧]

白石武史

術式の概要

　気管切除再建術の対象となる悪性気管病変は，「気管原発の悪性腫瘍」と「気管隣接腫瘍性病変の気管直接浸潤」に分けられる．気管原発悪性腫瘍はそれ自体件数が少なく，腺様嚢胞癌や気管原発の扁平上皮癌が代表である．隣接悪性腫瘍の気管浸潤としては甲状腺癌や頸部・縦隔の転移性リンパ節腫瘍の気管直接浸潤などがあげられる．

　ここであげる症例は，腎癌が気管に転移した症例であり，悪性気管病変の手術例としては極めて珍しいものである．病変部からの持続的出血を伴い，それが肺へ流れ込むために度々肺炎をきたす状態となったため，局所制御を主目的に切除が行われたものである．

症例

　66歳男性．腎癌の気管転移のため頻繁な喀血をきたし，有効性が期待される分子標的薬治療の妨げになったため，切除再建の方針となった．気管への腫瘍浸潤は，輪状軟骨から第4軟骨まで達していた（5cm）（図1）．

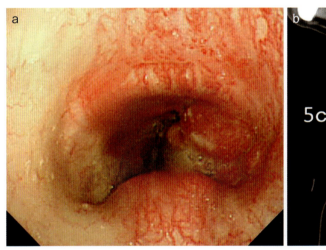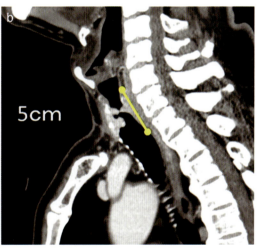

図1 内視鏡像（a），CT像（b）

▼ 手術手順 ▼
①アプローチ → ②病変部気管の切断 → ③気道授動：1）喉頭授動，2）右肺門授動〜気管授動 → ④喉頭・気管吻合 → ⑤吻合部被覆

①アプローチ

　上端は甲状軟骨の上縁まで，下端は胸骨柄の直上とする大きな頸部U字切開を行う．動画⑧はU字切開が終了したところから始まっている．胸鎖乳突筋が切断され，気管喉頭の前面が広く剝離される．反回神経麻痺を避けるため，まず両側の反回神経をテーピングする．

②病変部気管の切断

　腫瘍浸潤部気管の遠位端付近の気管軟骨に支持糸をかけ，まず第2気管軟骨直下で気管を仮切断し，術野挿管を確立した．このあとに口側の病変気管（第1～2気管軟骨）を摘出しているが，この時点では両断端ともに腫瘍浸潤陽性である．口側方向では輪状軟骨から一部甲状軟骨まで浸潤を認めたため，輪状軟骨と甲状軟骨の一部を切除しながら断端陰性部まで切除を進めた．次いで，遠位側の気管を断端陰性マージンが確立するまで（計2リング）追加切除する．これで，気管切除両断端の腫瘍陰性が確保できた．気管の切除距離は，気管軟骨4リング分の気管に加え輪状軟骨の一部を切除したためにおよそ5cmに達し，安全な気道再建には広範囲な気道授動が必要と判断した．

③気道授動

　1）喉頭授動：喉頭全体を周囲組織から剥離する．剥離範囲は，上端は舌骨まで，両外側は甲状軟骨の前側方がすべて遊離される範囲とした．この症例では喉頭全体を剥離しただけで相当の授動（およそ2cm）が得られたため，解剖学的な Laryngeal release は行っていない．

　2）右肺門授動～気管授動：胸腔内気管と右肺門を広範に授動するため，胸骨正中切開と右前側方開胸（第4肋間）が加えられている．まず右前側方開胸からの側方視野を通じて右肺門授動が行われている．右下肺静脈根部で心嚢をU字型に大きく切開することで右主気管支～気管分岐部を含む右肺門の2～3cmの授動が得られた．この症例では右肺門授動場面の良質な画像が記録できていなかったため，別の症例（スリーブ右上葉切除例）の右肺門授動シーンを参考として挿入してある［➡▶動画⑧ 02:15］．

　その後，胸骨正中開胸創を通じて気管分岐部を含む気管全体の前側壁を剥離授動する．最終的に切除部末梢側の気管全体と喉頭がよく授動され，緊張のない気道吻合が可能となった状態が確認できる．

④喉頭・気管吻合

　第5気管軟骨と輪状軟骨が吻合されるが，膜様部は 4-0 Prolene 糸の連続縫合，軟骨部は 4-0 PDS 糸の結節縫合で吻合が行われている．

⑤吻合部被覆

　吻合後に胸腺で吻合部被覆が行われた．

術式の要点

　悪性気道病変において気管切除再建を行ううえで最も重要なことは，切除安全距離を正しく判断することである．各種の気道授動処置を加えることで気道の切除可能距離は長くなるが，「悪性腫瘍の切除」に集中し過ぎるあまり限度を超えて気道を切除すると，安全な切除再建が不可能となる．中枢気道再建の吻合部合併症は直ちに生命に危険を伴うことが起こりうるので，常に「切除限界」を考えながら手術に取り組まなければならない．

A. 気道手術

3. 気管悪性腫瘍に対する気管切除再建（胸腔内気管） [→ 動画⑨⑩]

岩﨑昭憲

術式の概要

　気道切除再建する際に用いられる手技のうち，気管では病変部を含めて環状切除し吻合再建を行う場合が多い．局在部位により頸部アプローチだけで実施が不可能な際は，経胸アプローチが必要になる．気道狭窄が高度なため，前もって麻酔時の気管挿管経路確保のため気道インターベンション処置が必要なケースがある．硬性鏡によるインターベンション後に胸腔内での気管環状切除再建を実施した例を示しその手技を解説した

症例

　65歳女性．呼吸困難があり半年の間で増悪し気道内の腫瘍を指摘された．病巣は気管下部に存在し，内腔を90％狭窄する腫瘍（図1）である．緊急で硬性鏡を用いて組織生検と Core out による内腔確保を行い窒息を回避した．病理診断は腺様囊胞癌（adenoid cystic carcinoma）であり，気管切除再建が計画された．

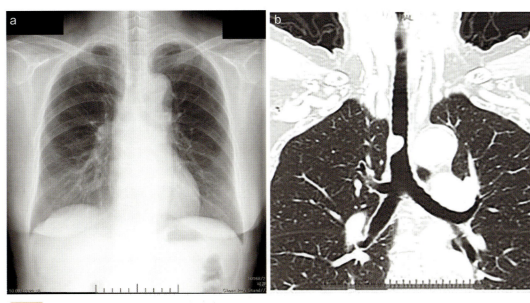

図1　胸部X線像（a），胸部CT（前額断）（b）

▼ 手術手順 ▼
①気道インターベンション → ②開胸 → ③気管切除・吻合 → ④吻合部被覆

①気道インターベンション

　仰臥位で硬性鏡を挿入し（図2），換気を行いながら内腔を観察（▶動画⑨はここから開始）．腫瘍の表面から硬性鏡鉗子で生検後，硬性鏡で隆起箇所を削り内腔を広げる．
　病理診断を得てから気道インターベンション後9日目に手術を実施した．

Ⅱ. 各論／A. 気道手術

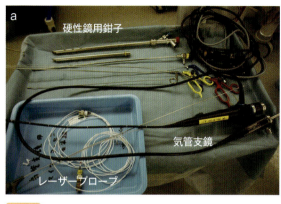
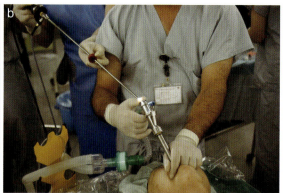

図2 器具の準備・操作
　a：気道インターベンションの器具
　b：硬性鏡挿入（換気可能な硬性鏡）

②開胸

　胸骨正中切開でのアプローチを選択した．胸腺は吻合部被覆に利用することを想定し温存する配慮を行った．まず心膜を切開し上行大動脈と上大静脈および右主肺動脈を各々確認後に牽引し深部の気管の露出を行った（図3）．術野は右腕頭動脈も気管前を走行するので，これをやや頭側に牽引しておくと操作が容易である．切除気管の長さにもよるが，緊張の軽減を考えて気管の周囲結合式を十分剝離し可動性を良好にしておく．▶動画⑩はすでに心膜が開放され個々の血管を左右上下に圧排させ気管を露出させた場面より始まっている．

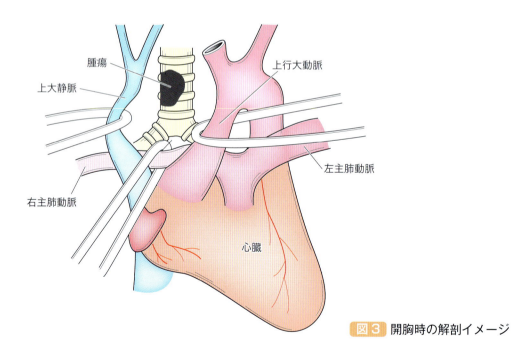

図3 開胸時の解剖イメージ

③気管切除・吻合

　気管を露出したのち気管支鏡を行って内腔から腫瘍を観察し，腫瘍の口側と分岐側の位置を確認し切離を行う箇所の中枢側と末梢側に stay suture を置く．メスで気管壁を切離しながら術野から気管内腔を観察する．腫瘍占居部の気管を3軟骨輪切除したあとに断端陽性であった口側の1軟骨輪を追加切除し全部で4軟骨輪を切除．これにより気管断端は陰性となった．

　気管吻合は膜様部4-0 PDS糸で連続，軟骨部は端々吻合を行った（図4）．吻合の間は，末梢側断端が気管分岐に近いため術野挿管チューブは左気管支に入れ換気を行った．吻合終了ののち気管内チューブを吻合部の口

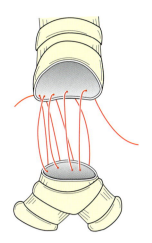

図4 気道再建イメージ（膜様部連続縫合）

側に置いて換気し，生理食塩水を散布し吻合部のエアリークテストを実施する．

④吻合部被覆
温存した胸腺を吻合部に巻き被覆する．

術式の要点

　気管・気管支吻合では，大きな口径差が生じることは他の気管支吻合と異なり少なく，吻合は比較的容易である．しかし，気管再建に重要なことは，吻合部において過度な緊張を起こさないことである．また，気管に対し胸骨正中アプローチを行った場合，気管は心囊裏面に存在するため経心囊的アプローチとする必要があり，左右上下が大血管に囲まれた狭い視野のなかで行うことになる．術前から手順などをよく話し合うことが必要で，術中も助手や麻酔医との連携が大切である．

A. 気道手術

4. 声門下狭窄に対する気管切除再建 [▶動画⑪]

白石武史

術式の概要

　気道軟骨のなかで背側の膜様部を持たない，唯一の「完全輪状の軟骨」である輪状軟骨に囲まれている場所が声門下腔である．このため，声門下に瘢痕狭窄が生じた場合はバルーン拡張のような気道インターベンション手技では持続的な拡張を図れないことが多い．耳鼻科と呼吸器（気道）外科がそれぞれの方法で同部の気道再建手術を試みるが，両科のアプローチには大きな差異がある．

　ここで紹介する症例は，極めて高度な声門下腔狭窄をきたした気管チューブ抜去後狭窄症例である．全身麻酔導入のための気道挿管も不可能であったため，ECMO（extracorporeal membrane oxygenation）による麻酔導入を要した症例である．

症例

　24歳男性．バイクによる交通事故で多発脊椎外傷を負い，修復手術後に2週間にわたって気道挿管を受けた．幸い，麻痺を残すことなく術後約3ヵ月で退院したが，退院後1週間目頃から吸気・呼気の喘鳴と息切れが発生した．症状は次第に増悪し，最終的には軽労作時においても低酸素による意識消失を起こすまでにいたった．

　3D-CTスキャンで声門下の高度狭窄が確認され，第1から第3までの気管軟骨の破壊が観察された．気管の切除と再建手術が計画されたが，通常の経口気道挿管による麻酔導入は声門下狭窄の存在のために不可能と考えられた（図1）．

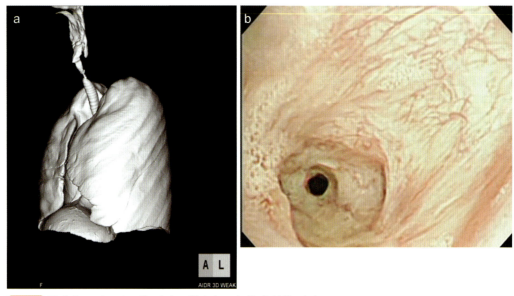

図1 狭窄部の3D-CT像（a），狭窄部の気管支鏡像（b）

▼ 手術手順 ▼
①麻酔 →②頸部アプローチ →③口側気管軟骨の切除 →④輪状軟骨の切断 →⑤吻合部のトリミングと喉頭・気管吻合

①麻酔

声門下腔（輪状軟骨位置）にわずか3mmの開口直径を示す輪状の狭窄を認めた．経口挿管による吸入全身麻酔は困難であり，もし挿管操作中に狭窄部が浮腫をきたすと致命的な換気不良をきたす可能性が懸念されたため，まず全静脈麻酔（ラリンジアルマスクによる換気補助）下にV-V ECMOを装着した．この状態で気管支鏡ガイドによる経口挿管を試みたが予想どおり気道挿管は不可能であったため，ECMO＋ラリンジアルマスクによる換気補助で酸素化を確保し，全身麻酔を確立した．

②頸部アプローチ

頸部U字切開でアプローチし，前頸筋群の正中を切開して気管前層に到達した．甲状腺峡部を切離すると直下に気管の瘢痕狭窄部分が確認できた．周辺の瘢痕組織を剥離して気管の前壁・両側壁を遊離したあと，狭窄部分の直下で気管を切断し，術野からの気道挿管を確立した．この時点でECMOは離脱した．口側の気道を観察すると，瘢痕狭窄は輪状軟骨部にまで及んでいたため，輪状軟骨の前弓（anterior arch）を切除する必要があると判断した．

③口側気管軟骨の切除

まず，損傷を受けている口側の気管軟骨を環状に2リング分切除した．この段階ではこの2リングの軟骨が何番目のリングに相当するかは不明であったが，その直上に輪状軟骨が位置していたことから，当初は第1〜2リングと推測していた．しかし，この操作のあとに輪状軟骨の内側にはまり込むように変位したもう1リング分の気管軟骨が確認されたため，最初に摘出した2リングは第2〜3気管リングであり，第1気管軟骨は声門下狭窄が進行する過程で瘢痕収縮により輪状軟骨側に引き込まれてしまっていたことがわかった．ビデオでは一部瘢痕化した第1気管軟骨が輪状軟骨側から引き出され，切除されるところが観察できる．

④輪状軟骨の切断

輪状軟骨位置での声門下狭窄を開放するため，輪状軟骨の前弓切除を行った．輪状甲状靱帯を切離し，輪状軟骨の前方部分をbone sawで切断した．さらに，輪状軟骨の後壁部分の瘢痕組織を剥離除去した．これによって術野から口側気道に7.5Fr気管挿管チューブが挿入可能となり，狭窄が解除されたことが明らかとなった．

⑤吻合部のトリミングと喉頭・気管吻合

第4気管輪の気管軟骨と膜様部の接合部を切離し，膜様部フラップを形成すると同時に第4気管輪の両端を一部切除（2〜3mm）し，輪状軟骨側の形状と適合するようにトリミングを行った（図2）．輪状軟骨・一部甲状軟骨に第4気管軟骨を吻合したが，縫合は膜様部を含む全周結節縫合（4-0 PDS糸）で行った（図3）．

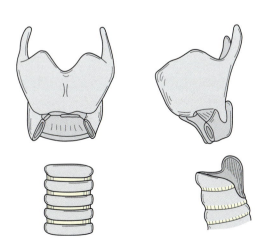

図2 輪状軟骨および気管の切除イメージ

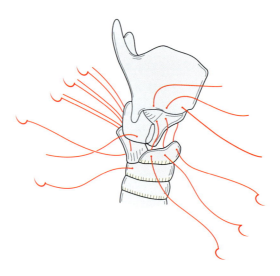

図3 輪状軟骨・気管再建イメージ

術式の要点

　声門下狭窄は，炎症性気道狭窄のなかで最も治療に難渋する病態である．この領域は呼吸器外科と耳鼻科の境界領域であるため，本項で紹介したような呼吸器外科による「輪状軟骨部分切除を含む気管環状切除再建」以外にも耳鼻科による気管開窓＋二期的再建という方法もある．治療困難な領域だけに科を超えて知恵を出し合い，治療に取り組む必要がある．

A. 気道手術

5. フラップ型気管支形成術 [→ 動画⑫]

岩﨑昭憲

術式の概要

葉気管支に腫瘍が浸潤した症例において，健全に温存できる葉気管支部分が再建に使用できる場合，「Flap Plasty」技術を用いてスリーブ肺葉切除術を回避することができる．

以下のような報告がある（図1）．本項では，さらにまれな区域気管支を用いたフラップ型気管支形成術について解説を行う．

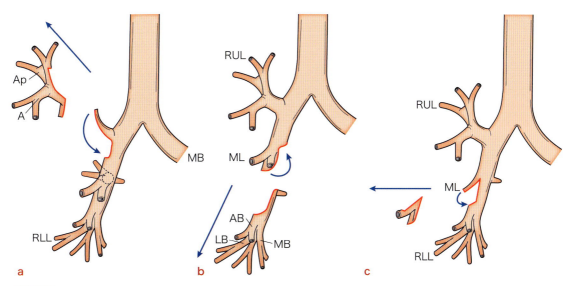

図1 フラップ片による気管支形成法のパターン
(Khargi K et al. J Thorac Cardiovasc Surg 112: 117-123, 1996 より引用)

症例

11歳女児．右S^6の肺炎を繰り返し，治療を受けていた．胸部CTを撮影したところ右中間気管支幹に腫瘍性病変を指摘された（図2）．

気管支鏡で腫瘍の占拠部位は，B^6と$B^{7\sim10}$気管支のspur近傍であった．当初行った生検では乳頭腫と診断された．しかし，その後の硬性鏡の摘出組織片で粘表皮癌(mucoepidermoid carcinoma)と低悪性腫瘍であり，B^6と底区域気管支のspurに局在し（図3），年齢と機能温存を考慮し，フラップ再建を伴うS^6区域切除を予定した．

▼ 手術手順 ▼
①硬性鏡によるインターベンション →②開胸 →③B^6気管支壁の処理 →④B^6フラップの作製と底区壁の部分切離 →⑤フラップによる気管支形成

Ⅱ. 各論 ／ A. 気道手術

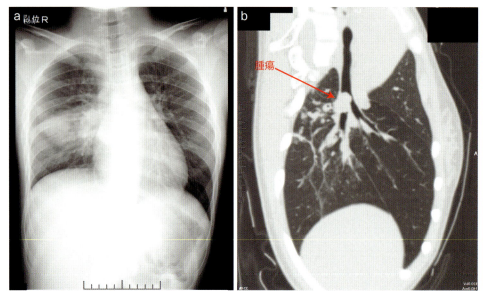

図2 胸部X線（a），胸部CT（右矢状断）（b）

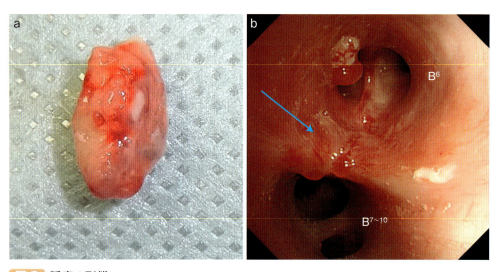

図3 腫瘍の形態
a：硬性鏡での摘出腫瘍
b：腫瘍遺残箇所（術前気管支鏡）

①硬性鏡によるインターベンション

　硬性鏡を用いて腫瘍組織生検とCore outによる内腔確保を実施した（▶ 動画⑫は硬性鏡を挿入し中間気管支下部をみている）．気道インターベンションにより腫瘍の主病変は取り除いたが，B^6と$B^{7\sim10}$気管支のspur近傍に原発病巣の遺残を認める．気道インターベンション後10日目に手術を実施した．
　手術プランを図4a, bに示す．

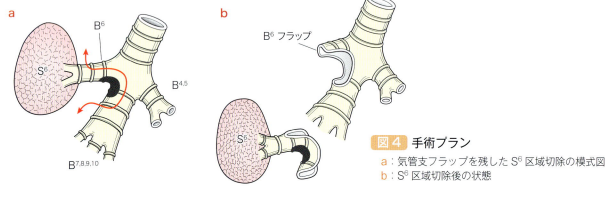

図4 手術プラン
a：気管支フラップを残したS^6区域切除の模式図
b：S^6区域切除後の状態

②開胸

側方第 5 肋間で開胸，葉間面より肺動脈を露出させ A^6 と $A^{7\sim10}$ を分離し，これをテーピング．B^6 気管支壁を末梢に剝離する．$A^{7\sim10}$ を腹側前方向へ牽引し底区気管支壁が見えるような視野をつくる．

③B^6 気管支壁の処理

いったん B^6 気管支の末梢をメスで切開し腫瘍の内腔進展状況を観察し切離を行う．S^6 は繰り返した肺炎により荒蕪肺となっており，A^6 を結紮切離し S^6 と底区域間は自動縫合器で切離し S^6 区域切除する（▶動画⑫はこの部分省略）．

④B^6 フラップの作製と底区壁の部分切離

腫瘍浸潤がない B^6 区域気管支側壁（ここでは上壁側をフラップとして）を 1 cm 温存して，残り部分を B^6 spur を含め底区域気管支の一部も切離する（図 4a, b を参照）．病理診断で断端に腫瘍遺残がないことを確認．

⑤フラップによる気管支形成

底区気管支欠損箇所を，残した B^6 区域気管支壁フラップを用いて 4-0 PDS 糸にて両側から結節縫合を行い閉鎖した．牽引していた $A^{7\sim10}$ のテープをはずしエアリークテストを行い手術終了．術後の気管支鏡では吻合部狭窄や軟骨隆起もなかった（図 5a, b）．胸部 X 線写真でも術前との差は認めない（図 6）．

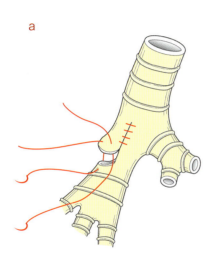
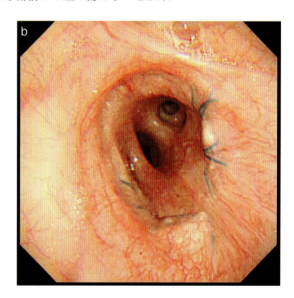

図5 術後気管支鏡
a：気管支フラップによる気管支閉鎖
b：術後内視鏡所見

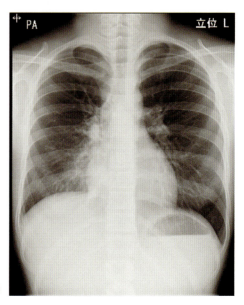

図6 術後胸部 X 線

術式の要点

　手技のポイントは，利用可能な気管支フラップを用いて気管支欠損孔をいかに自然な形で修復するかである．吻合部において腫瘍を遺残させないことも重要である．内腔をよく観察し，吻合を行う前に術中病理診断で吻合部が腫瘍陰性であることを確認する．また，本症例は区域気管支壁をフラップとして用いたが，前述したように時として葉気管支壁を使用することもある．通常のスリーブ気管支形成だけではなく，変法である本術式があることを覚えてもらいたい．

A. 気道手術

6. 気管支（環状）切除術

岩﨑昭憲

術式の概要

　本項で述べる bronchiectomy（気管支環状切除術）とは，肺切除を伴わず腫瘍と気管支壁のみ環状に切除して端々吻合を行うものである．適応になる病態は少ないが，比較的長い気管支壁である左主気管支や中間気管支幹に発症した低悪性度腫瘍（カルチノイド，粘表皮癌）や脂肪腫のような良性腫瘍が該当する．肺動脈が伴走しているので気管支壁を露出させるには，肺動脈を十分剥離しテーピング後に牽引しながら視野を確保する必要がある．本項では，最初に症例①で右開胸でアプローチした中間気管支幹発生のカルチノイドに対する手術を提示する．症例②では左主気管支に発生したカルチノイドに対する bronchiectomy を紹介する．

症例❶ ― 中間気管支幹再建（気管支環状切除術） [▶動画⑬]

　26 歳女性．咳，発熱，胸部 X 線で中下葉無気肺を認める．
　3D-CT で中間気管支幹に腫瘍を認める（図 1）．
　気管支鏡で右中間気管支幹内腔を占拠する腫瘍を確認（図 2）．生検でカルチノイドの診断を得た．
　CT で腫瘍が気管支腔内に限局していること，壁外への浸潤がほとんど認められないこと，末梢気道は液性成分の貯留を認めるのみで開存が見込めることにより，中間気管支幹の環状切除を計画した．

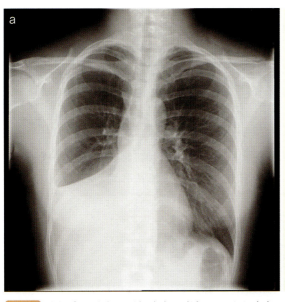
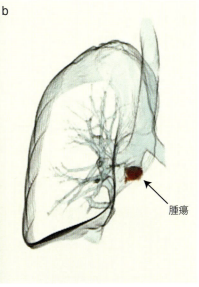

図1　症例①．胸部 X 線（a），胸部 3D-CT（b）

▼ 手術手順 ▼
①開胸から肺動脈の剥離　→②気管支壁の切離と再建

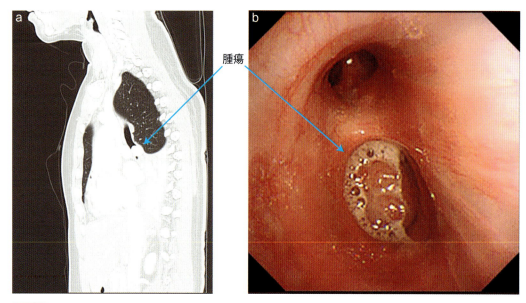

図2 症例①．胸部CT（矢状断）(a)，気管支鏡所見（右主気管支）(b)

①開胸から肺動脈の剥離

右側方第5肋間で開胸，上下葉間を分離した．右中間肺動脈幹周囲を注意深く剥離しテーピング，これを腹側へ牽引し背側の右中間気管支幹を見やすくする．さらに気管支壁を中枢側へ剥離を進め中間気管支幹全長を視野におさめ，全周遊離後にテーピングを行う．

②気管支壁の切離と再建

気管支鏡で内腔を観察しながら，腫瘍の中枢側気管支にメスを入れ，腫瘍の位置を観察しながら，気管支壁を離断した．続いて末梢側気管支壁もメスで切開し適切な離断部位を検索する．長期間の無気肺で貯留した分泌物を吸引し腫瘍の占拠範囲を観察しながら，腫瘍とともに中間気管支幹を環状に切除した．両気管支断端の病理検査を行い末梢側に遺残があったので1軟骨輪を追加切除した．4-0 Prolene糸を用いて膜様部縦隔側最深部から連続縫合を開始し，軟骨部は4-0 PDS糸で結節縫合を行った．吻合部は末梢がテレスコープ状に段差がついたが，特に術後の問題はなかった．

リークテスト後に上葉と下葉を縫い合わせ吻合部を被覆した．

肺機能は，無気肺の改善と肺切除を伴わない気管支環状切除再建により，改善した（術前術後を比較しVC 2.37Lより2.99Lに改善，$FEV_{1.0}$ 1.94Lより2.53Lに改善）．術後の胸部X線を図3，術後呼吸機能の推移を図4に示した．

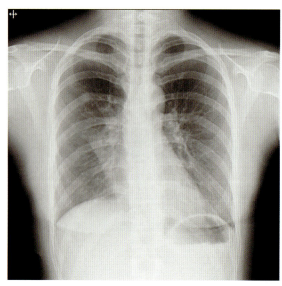

図3 症例①．胸部X線（術後）

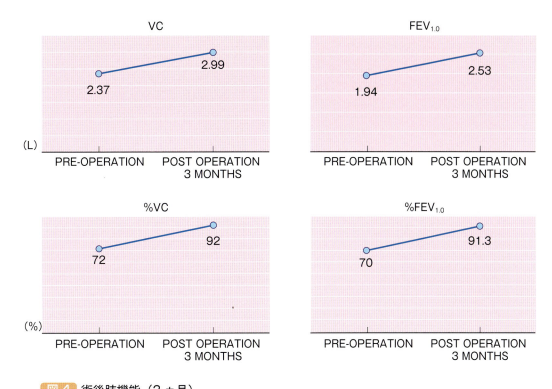

図4 術後肺機能（3ヵ月）

症例❷ ― 左主気管支壁再建（気管支環状切除術） [▶動画⑭]

56歳女性．咳，血痰，胸部CTで左気管支内腔に腫瘤陰影を認める（図5）．
気管支鏡で生検しカルチノイドの診断を得た（図6）．

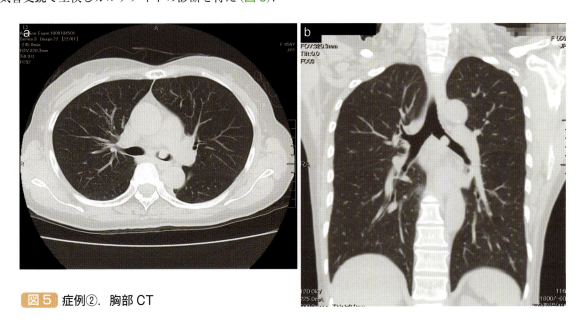

図5 症例②．胸部CT

▼ 手術手順 ▼

①開胸 →②大血管群の露出と視野確保 →③気管支壁の切離と再建

Ⅱ. 各論／A. 気道手術

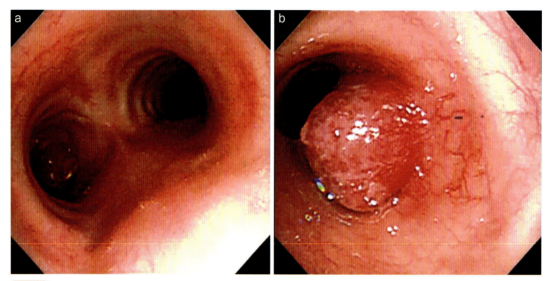

図6 症例②．気管支鏡所見
同部位より生検を行い，カルチノイドの診断．

①開胸

本症例は広範な左主気管支切除または最大術式としてスリーブ左肺全摘を含む左肺全摘が必要な可能性を持っていた．このため，分岐部および左・右両肺門へのアクセスが可能な clamshell アプローチを採用した．

②大血管群の露出と視野確保

心膜を切開し，上行大動脈，上大静脈，右主肺動脈にテーピングしそれぞれ牽引を行い，広い術野を確保した（図7）．気管下部，左主気管支，右主気管支周囲を剥離しテーピングを行ったあとに，それぞれの気管支壁に stay suture を置いた．分岐部から左の主気管支壁を末梢方向に腫瘍占拠部よりさらに末梢側まで十分剥離を行った．

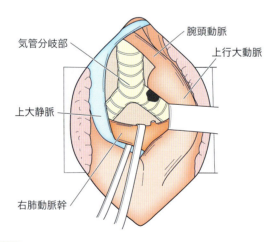

図7 前方より心嚢背部の気管分岐部に到達するアプローチ

③気管支壁の切離と再建

腫瘍占拠部より中枢側にメスを入れ，腫瘍の位置を観察しながら気管支壁を離断する（結果的に分岐より2リング末梢で切断）．続いて末梢側気管支壁をメスで切開し適切な離断部位を検索する．この症例では最初の末梢切離より1リング追加での部位で，腫瘍とともに左気管支を環状に切除（合計3リング）（図8）．4-0 Prolene 糸を用いて深い膜様部から結節縫合を行い（一部は内腔で結節縫合），前壁も結節縫合を行った．

吻合部は縦隔内に埋没されるので，あえて被覆は行わなかった．術後は吻合部に特に狭窄をきたさず治癒した．

6. 気管支(環状)切除術

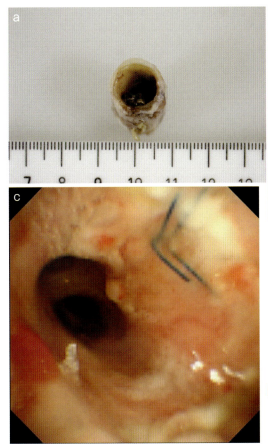
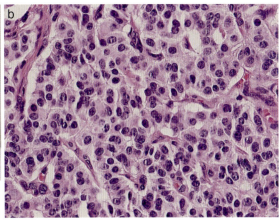

図8 組織と吻合部
a：切除環状気管支・腫瘍
b：病理像
c：術後吻合部

COLUMN

左主気管支病変に対するアプローチ（正中 vs. 左側方アプローチ）

　この症例では clamshell アプローチとしたが，吻合部の減張のための肺門リリースなどは不要で，結果的には胸骨正中切開でも実施できた可能性もある．著者らは，実施した経験はないが，左後側方切開アプローチも選択肢にあるのかもしれない．いずれも術野は深く吻合は難しいと考えられる．左からのアプローチでの形成の場合は，ご存知のように左上葉気管支を肺動脈が横切り，主気管支の可動制限があり長い環状切除はできない．正中からのアプローチは，この動画でもわかるように視野確保を行い吻合するには右肺動脈のテーピングを下方に牽引することになる．これにより血圧の急激な低下をきたし，しばしば手術を中断しながら吻合を行うこともあるので，助手の適切な牽引も大切である．

術式の要点

　再建に重要なことは，吻合部付近において併走する肺動脈をよけて視野をつくることである．そのためには，血管壁を傷つけないように中枢と末梢側にある程度の距離を遊離しておく．症例①の場合，中間肺動脈幹の操作中出血は制御困難なこともあるので，そのような場合は中枢の血管確保を行ったほうが安全であるかもしれない．気管支を環状に切除する際には，内腔をよく観察し腫瘍遺残がないように術中病理で確認してから吻合を実施することが大切である．もし末梢側に腫瘍遺残での陽性報告が続く場合の術式は，症例①では中葉切除を追加することも考慮する必要がある．幸い，この症例では中間気管支幹のみ環状に切除することで病巣の切除が可能であった．

　症例②のように，より中枢で実施する bronchiectomy では，重要血管などに囲まれた深部の気管支の操作であるので，より慎重に取り組むことが大切である．肺切除を伴わない本術式は，機能温存を最大限に有したものであり，適応を厳格にし技術を駆使することで患者に恩恵をもたらす手術である．

II. 各論

B. 気管分岐部手術

B. 気管分岐部手術

各論

1. スリーブ肺全摘術 ～技術総論～ [➡️ 動画⑮]

白石武史

術式の概要

　スリーブ肺全摘は，呼吸器外科領域における最高難易度の術式とされており，外科学会社会保険委員会連合（外保連）試案術式のなかで技術度 E に分類されている．ちなみに，技術度 E は本術式以外では「残肺全摘術」，「先天性気管狭窄症手術」および「生体・死体肺移植術」だけである．しかし，スリーブ肺全摘が難しいのはこの手術が「名人芸的」な技術を要するからではない．

　この術式は突き詰めると「肺全摘」と「気管・気管支吻合」を基本とするもので，それら自体はさして高難度の技術ではない．「肺全摘」は少しばかり勘のよいレジデントならやってのけるし，「気管・主気管支吻合」は大口径の気道吻合技術であり，気道再建のなかではむしろ容易な部類に入る．吻合口径の小さい右下葉スリーブ切除などの末梢気管支再建のほうが技術的にはよほど難しい．ではなぜ本術式が最高難度術式なのか？　それは，「安全な気道切除再建」と「病変の完全切除」の両方を同時に達成することが往々にして難しいからである．根治性追求のために気道切除長が長くなり過ぎると縫合張力は高まり，本術式ではしばしば致命的となる縫合不全につながる．また，吻合張力の減弱のために気管を授動し過ぎると，気管への血流が傷害され吻合部血流低下をきたす．画像情報に依って術前に気道切除範囲の安全性が許容範囲にあるかどうかをイメージすること自体が大変難しいのである．

　本項では，スリーブ肺全摘の複数の症例動画を用いて，総論的に解説する．

COLUMN

スリーブ肺全摘

　著者がまだ 40 歳代の若輩であった頃，指導医であった K 助教授に「今度のスリーブ肺全摘を執刀させてほしい」と懇願したことがある．「技術的には自分でもできる」という思い上がった気持ちがそうさせたものと思うが，K 助教授はしばしお考えになったあと，「この術式は施設のなかで一番経験を積んだものが取り組まねば患者を死なせてしまう」と語られ，私の思いが遂げられなかったことがある．今思えば，「スリーブ肺全摘の見た目以上の難しさ」を諭してくださったものと思う．

---

①手術アプローチ

　1）後側方開胸（posterolateral thoracotomy）：右上葉腺癌が分岐部に進展し，スリーブ右肺全摘術にいたった症例である．腫瘍浸潤は気管分岐三角部分にとどまっており，スリーブ右肺全摘としては初歩的な症例である．「広めの後側方開胸（第 5 肋間）」が行われ，十分な術野のもとに低位気管・気管分岐部・左右の主気管支が良好な視野で確認できる．腫瘍の分岐部進展が"疑われた"状態であったために，まず自動縫合器で主気管支を切断し，断端を術中迅速診断に提出した．この結果，腫瘍の分岐部浸潤が確認されたために分岐部切除が決定された（図 1）．

　気管分岐三角のみ（気管・気管支への浸潤がない場合）の切除では，気道欠損長は 1.5～2.0 cm である．吻合に必要な範囲のみ，気管下部と左主気管支をそれぞれ 1～2 軟骨リング分にわたって周囲組織から授動する．分岐三角のみの切除再建ではこの程度の気道授動で安全な吻合が可能となる．

　術野に見えているチューブ（気管腔から出て左主気管支腔内に挿入されている）は HFJV（high frequency jet ventilation）チューブである．吻合中は術野挿管により適宜左肺の換気を行いながら，hit-and-away 式に換気と縫合を相互に繰り返しながら運針を進めるが，HFJV を追加することで無換気中でも一定の酸素化維持が可能となり，運針時間の確保が容易となる．

1. スリーブ肺全摘術 〜技術総論〜

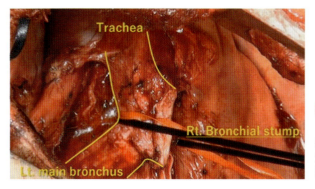

図1 気管分岐部（背面）
　右主気管支が切断され，迅速病理診断により分岐部への腫瘍浸潤（粘膜下）が明らかとなった．気管分岐部切除のために分岐部にテーピングが施され，気管分岐部と低位気管・左主気管支側の1〜2リング分が剝離・授動されている．

　2）前方アプローチ（anterior approach；胸骨縦切開＋左前側方開胸）：左スリーブ肺全摘に際して左後側方開胸を好む術者もあるが，大動脈弓が視野の障害となって分岐部への到達が困難なことがあり，著者らは前方からのアプローチを好んで採用している．症例では，胸骨縦切開に加えて左肺門への視野を確保するために左前側方開胸（第4肋間）を追加している．分岐部へは上行大動脈と上大静脈の間隙から到達している．つまり，心囊前壁を開放して上行大動脈をテーピング（大動脈を保護するためテーピングはガーゼで行われている）したうえでこれを左側に牽引し，また上大静脈は同様に右側へ牽引し，心囊後壁を切開して分岐部が露出されている（図2）．

　気管下部から左右の主気管支までが十分露出し，気管と右主気管支が安全に切断され，十分な視野のもとに気管・気管支吻合が行われているのがわかる．この症例では分岐部切断・再建のあとに左肺全摘が実施されたが，左肺門の処理は左前側方開胸で得られた視野で行われた．

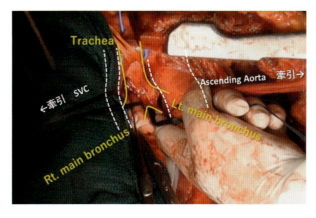

図2 前方アプローチでの気管分岐部露出像
　心囊の前壁を開放し，上大静脈を右側に，上行大動脈を左側に牽引（ガーゼ帯などを使って愛護的に牽引）したうえで心囊後壁を切開して気管分岐部に到達している．

　3）胸骨横切開・両側前側方開胸（clamshell thoracotomy）：両側の前側方開胸（第4肋間）＋胸骨横切開によるアプローチ，いわゆる clamshell；trans-sternal bilateral anterolateral thoracotomy が採用されることがある．この症例は右スリーブ肺全摘症例であるが，気道切除範囲が長径となることが予想され，左主気管支から左肺門にかけての広範な気道授動が必要と想定された（分岐部を含めて6リング分の気道切除）．このため，左右肺門へのアクセスの必要性を考慮して clamshell thoracotomy が採用された．

　まず，右前側方開胸で右肺門と分岐部にアプローチし，腫瘍の分岐部浸潤が予想どおり広範であることが確認された時点で開胸創を左側に広げ，胸骨横切開と左側前側方開胸が実施されている．動画では上行大動脈と上大静脈の間隙から露出された気管分岐部の全景に加え，右肺門の視野も良好に確保されていることが観察できる（図3）．

　この症例では，clamshell thoracotomy のもとに低位気管〜左主気管支〜左肺門の広範な授動が行われ，6cm長の気道切除後の安全な気管・気管支吻合が可能となった．

Ⅱ. 各論／B. 気管分岐部手術

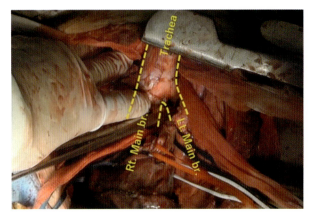

図3 clamshell開胸による気管分岐部露出
上大静脈と上行大動脈の間隙から大変良好な視野で気管分岐部が露出されている．前述（図2）の，胸骨縦切開の場合より視野が良好なことがわかる．

COLUMN

なぜスリーブ肺全摘は右側が多いか？
　スリーブ肺全摘はおよそ8割が右側である．この術式はほとんどが「原発性肺癌の気管分岐部進展」に対して実施されるが，分岐部に最も近接する肺葉である右上葉から発生した癌が気管分岐部に進展して右スリーブ肺全摘が必要となる場合が多いからである．右側に比しはるかに長い左主気管支を持つ左肺に発生した肺癌では，スリーブ肺全摘を必要とする機会は少ない．

COLUMN

clamshell thoracotomy
　clamshellとは"2枚貝"を意味する．胸骨横切開＋両側前側方開胸法の景観が"口を開けた2枚貝"に似ているのがclamshell thoracotomyと呼ばれる由縁である．軍用輸送機で胴体部分が大きく2つに割れ，胴体直径に近いものを積載できる構造のものがあるが，これはclamshell doorと呼ばれている．両側の肺門と縦隔が一望にできる極めて視野のよい開胸法である．臨機応変な術式の変更が必要な救急外科領域で頻用される．胸部外科では"脳死および生体両肺移植"で使用される開胸法として知られている．

②気道授動手技（airway release maneuvers）
　安全な気道再建を達成するためには，吻合部の縫合張力を極力軽減することが大変重要となる．このためには，気道の切除距離に応じて様々な気道授動手技を必要とすることがある．

　1）気管周囲剥離（dissection of pre-tracheal plane）：気管周囲の剥離は最も簡易で有効な気道授動法である．この際気管への血流を極力傷害しないように注意しなければならない．下甲状腺動脈および気管食道動脈から分枝する気管固有動脈が気管の栄養動脈として気管と食道の接合部付近から気管側壁へ流入する．気管周囲剥離の操作はこの気管固有動脈の損傷をきたしやすい．吻合部の阻血は同部の治癒障害，さらには深刻な吻合部離解につながる．

　2）左肺門剥離（Lt. hilar dissection）：紹介している症例は6cmの気道欠損が生じた前述clamshell開胸下の右スリーブ肺全摘例である．左前側方の視野から左肺門の剥離授動が行われ，左肺門側と縦隔側から用手的に左主気管支全体の授動が行われている．clamshell開胸はこのように多方向からのアプローチが可能であり，広範な気道授動を併用せざるを得ない症例に対して有用な手術アプローチといえる．

③気管・気管支吻合（tracheobronchial end-to-end anastomosis）
　動画では右後側方開胸による右スリーブ肺全摘時の気管・左主気管支吻合が紹介されている．
　著者らは，気管・主気管支吻合などの管腔の大きな気道の再建を行う場合，膜様部側を連続縫合（4-0 Prolene糸）で，軟骨側をZ結節縫合（4-0 PDS糸）で縫合する．これは，肺移植を行う際の気管・気管支吻合手技と同じである．

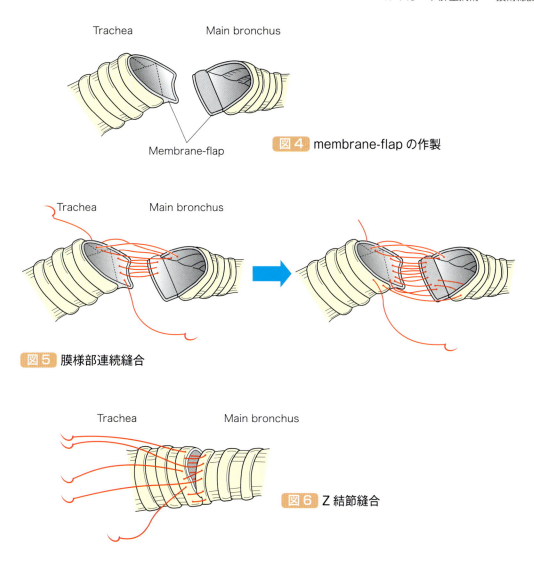

図4 membrane-flap の作製

図5 膜様部連続縫合

図6 Z結節縫合

　まず，膜様部部分をできるだけ多く残すようにして両断端をトリミングする（membrane-flap を作製する）（図4）．これは縫合糸の張力で縫合亀裂が生じやすい膜様部への張力負担を軽減するための処置である．
　膜様部連続縫合は軟骨部分からスタートする（図5）．軟骨部を 2〜3 針寄せたあとに運針を膜様部方向へ進め，膜様部全体の連続縫合が終わったあとに対側の軟骨部分へ達し，軟骨部を数針進んだところで運針を終了する．この間，糸は少し緩んだ状態で残しておき，最後に糸の両側端を引っ張りながら膜様部の両断端を寄せ，神経鉤などを使いながら糸全体を絞めていく．糸を絞める際には膜様部全体が徐々に"寄っていく"ように絞めるように心がけ，膜様部の特定の箇所に張力負担が加わって裂創が発生するのを避ける．このあとに軟骨側にZ結節縫合（figure-of-eight）を 5〜7 針加えるが，気管・気管支吻合では多くの場合，テレスコープ型の吻合となる（図6）．

④吻合部被覆（wrapping of the anastomosis）

　吻合部被覆は，吻合部の血流を補助して組織再生を促すという意味だけでなく，万一小規模の縫合不全が発生した場合に broncho-pleural fistula にいたることを極力防ぐという点でも極めて重要な手技となる．
　胸腺は最も容易に実施できる吻合部被覆材料であるが，胸腺そのものの血流や被覆材としての体積に不安が残る場合も多い．動画で提示しているのは右スリーブ肺全摘における吻合部の胸腺被覆であるが，遊離された胸腺が上大静脈と気管の間隙から気管・気管支吻合部付近まで誘導され，被覆材として使用されている様子が観察できる（図7）．
　吻合部の治癒に不安がある場合あるいは過大な吻合部張力が懸念される場合，著者らは大網を使用することを躊躇しない．大網は胸腺や筋弁などの被覆材に比較し血流が豊富で，優れた被覆材である．動画で紹介して

Ⅱ．各論／B．気管分岐部手術

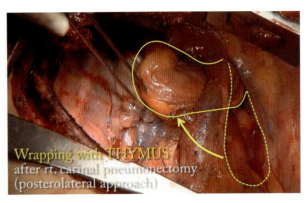

図7 有茎胸腺グラフトによる吻合部被覆，スリーブ右肺全摘の症例
腕頭動静脈からの胸腺動静脈茎を傷害しないように胸腺を剝離し，上大静脈と気管の間隙から気管・左主気管支吻合部位置へ誘導している．

いる症例は，右スリーブ肺全摘例であるが，大網の使用が想定されたために仰臥位による前方アプローチ（clamshell）で手術が実施された．有茎大網は腹腔鏡＋小開腹で採取され，肋骨弓トルートを通じて胸腔へ誘導され，吻合部被覆に利用されている．

術式の要点

　スリーブ肺全摘を安全に実施する要点は，気管・気管支吻合において"Tension free anastomosis"を達成する努力に尽きる．むろん，根治性のためには腫瘍遺残という結果に終わらない努力が必要ではあるが，縫合不全をきたした場合患者は手術死の危険に直面することになり本末転倒の結果にいたることになる．Pearsonはその名著"Thoracic and Esophageal Surgery"のなかで"The decision to resect further trachea or to leave residual tumor is balanced by the necessity to perform a tension-free anastomosis."とも述べており，"患者を死なせるくらいなら腫瘍遺残もやむなし"との示唆が伝わってくる．むろん，「腫瘍を遺残させても手術の安全性をとる」という考え方を肯定するものではないが，そもそもそうならないように術前に画像情報から完全切除の可能性を正しく評価する"診断力"を身に着けなければならない．スリーブ肺全摘はやはり，技術度Eの高難度手術なのである．

2. スリーブ右肺全摘術（上大静脈再建を伴う） [▶動画⑯]

岩﨑昭憲

術式の概要

　肺癌の分岐部浸潤あるいは分岐部に発生した気管癌に対し分岐部再建が必要な場合がある．その手技は，肺切除を伴う場合と分岐部のみ再建を行う場合があるが後者は極めてまれである．また，上大静脈や腕頭静脈などの合併切除が必要なケースもある．最近では放射線化学療法が行われたあとの再建などもあり，さらに難易度が高くなることもある．吻合部などの保護を目的に胸腺組織や心膜脂肪織，肋間筋などによる被覆が行われる．ポイントは良好な視野の確保を行うためのアプローチ（開胸法），吻合部の口径差の修正，緊張軽減への配慮である．また，術中に気管・気管支断端の病理検査ができる体制下で行われるべきである．本項では放射線化学療法後に血行再建（人工血管による上大静脈再建）を伴うスリーブ右肺全摘術を行った症例の手技を解説する．

症例

　63歳男性．定期健康診断で右肺上葉に結節陰影を指摘され，CT精査で#4Rを中心にbulky N2が指摘された（図1）．経気管支鏡下吸引細胞診（EBUS TBNA）でadenocarcinomaの確定診断を得た．PET-CTで遠隔転移はなくcT1N2M0と判断した．CDDP＋DOCの化学療法に放射線同時照射を行いPRが得られた（図2）ため，手術を行った．

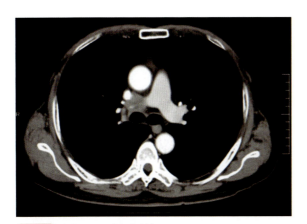

図1　胸部CT（治療前）

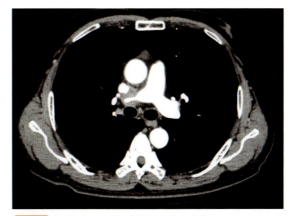

図2　胸部CT（放射線化学療法後）

▼ 手術手順 ▼
①開胸と切除の可否判断 →②血行再建 →③右肺血管の処理 →④分岐部切離 →⑤気管・左主気管支吻合 →⑥吻合部被覆

①開胸と切除の可否判断

　大血管，縦隔，肺門の良好な視野展開を考慮して，仰臥位でclamshellアプローチによる開胸を行った．心膜を切開後に上行大動脈と上大静脈を左右に牽引して右主肺動脈へ到達し切離可能かどうかを評価した（図3）．腫瘍は上大静脈の裏面から浸潤し縦隔内右主肺動脈と一塊となっていたが，右主肺動脈は根部でテーピングが

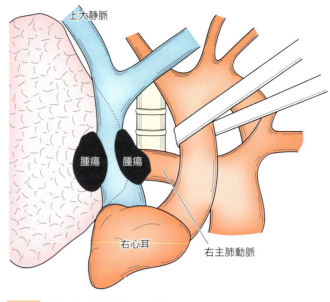

図3 開胸時の解剖イメージ

可能であったので右肺全摘＋上大静脈再建により完全切除が可能と考えた．

②血行再建

まず左腕頭静脈と右心耳の間にPTFE（polytetrafluoroethylene）10 mm人工血管でバイパスを置き，次に上大静脈を遮断・切除して右腕頭静脈と右心耳の間でPTFE 10 mm人工血管で上大静脈を置換した（図4）． 動画⑯はすでに，血行再建を行ったあとからの場面から始まる．

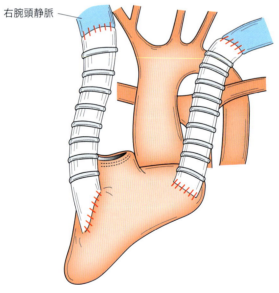

図4 腕頭静脈–右心耳バイパス

③右肺血管の処理

上大静脈の切除により視認できるようになった気管・気管支と腫瘍の位置を確認し，右肺全摘で腫瘍の摘出ができると判断し上行大動脈と上大静脈の間で右主肺動脈を血管用自動縫合器で切断した．右上肺静脈，右下肺静脈は，同様に血管用自動縫合器を用いて切離し，すべての血管処理を終えた．

④分岐部切離

最後に右主気管支を切離し，右肺全摘を完了したが気管支断端の術中病理診断で中枢側に腫瘍の遺残が確認されたため分岐部の切除（carina resection）を追加しスリーブ右肺全摘とした（図5）.

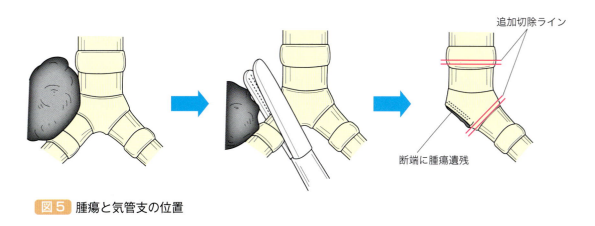

図5 腫瘍と気管支の位置

⑤気管・左主気管支吻合

左主気管支を切離後に術野挿管し換気開始，気管下部も切離し分岐部を追加切除．気管・左主気管支吻合（膜様部 4-0 PDS 糸連続，軟骨部は結節）時は術野からの左主気管支挿管で換気を維持した．

⑥吻合部被覆

術前放射線化学療法を施行しているため吻合部周囲に胸腺組織を縫合被覆した．術後の吻合部を 3D-CT で示した．術後経過は良好で，気管・気管支吻合部は狭窄なく良好に治癒した（図6）. 手術後5年以上の生存が得られている．

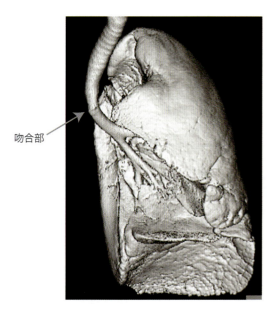

図6 術後 3D-CT

術式の要点

再建時には口径差を意識した縫合に努め，吻合部に過度な緊張がかからないように気管・左主気管支周囲結合織の剥離を行う．しかし，あまり剥離が広範になると吻合部の疎血につながり縫合不全の原因にもなる．また，吻合部には被覆を行い，そのリスクを少しでも下げる配慮が大切である．本症例の場合は，術前放射線化学療

法が行われており，術中も分岐部付近は強い線維化がみられ露出に難渋した．このような状況に対処できるように分岐部への良好な視野が得られる clamshell アプローチを採用した．術前 CT でもわかるように右主肺動脈は腫瘍直接浸潤により切りしろはほとんど余裕がなく，根部で切断したわけである．このように，前方からの clamshell アプローチは上大静脈再建や肺動脈処理に有利な面があるものの，分岐部切除に最も重要な分岐部への直接到達が最後になるという問題点も抱える．アプローチを正しく選択することが肝要である．

COLUMN

問題点

上大静脈血行再建と右肺全摘を計画していたが，病理診断で中枢気道断端が陽性であったためスリーブ肺全摘になった．本症例では，幸い追加の分岐部切除後に再提出した病理検査では陰性であり吻合を行ったが，断端切除を追加しても遺残が続いた可能性も危惧された．肉眼的遺残判断と病理診断の一致は経験だけでは片づけられない課題でもある．

B. 気管分岐部手術

3. スリーブ左肺全摘術（残肺全摘） [⇒▶動画⑰]

岩﨑昭憲

術式の概要

　肺癌に対する肺葉切除後の局所再発時には残肺全摘出が試みられることがある．しかし，前回の手術操作による高度な癒着のため，再切除は困難な場合が多い．特に残肺全摘出の血管処理は，より中枢側の心囊内での確保が必要なことがあり，そのため前方アプローチなど，手術のアプローチに考慮が必要である．ほとんどのケースでは心囊を切開するので，血管処理は前方からのほうが良好な視野が得られる．しかし，左側の場合，前方からのアプローチでは，左肺動脈は左上葉気管支方向（後方）へ向かい上行大動脈裏面に存在するので露出確保がやや困難である．また，分岐部付近までの腫瘍浸潤がある場合は，左側肺の血管処理を終えたのちに大動脈弓，右主肺動脈，上大静脈などを開排した深部での気管分岐吻合部操作となる．以上のポイントを含めた手術を紹介する．

症例

　58歳男性．2年半前に左上葉の原発性肺癌 pT1N0M0，large cell carcinoma で肺葉切除が行われている．#5，#6リンパ節の局所再発で気管支内進展が疑われたため，気管支鏡を実施したところ，写真のように左主気管支の浸潤は分岐付近まで認めた（図1，図2）．細胞診検査では class V で再発を確認した．遠隔転移はないのでスリーブ左残肺全摘術が計画された．

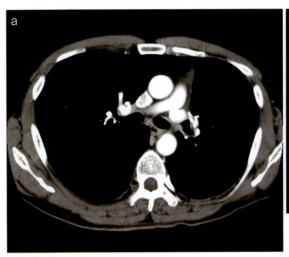
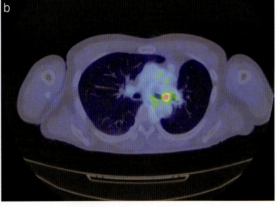

図1 胸部CT（a），PET（b）（術前）

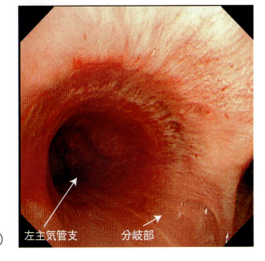

図2 気管支鏡（術前）

II. 各論／B. 気管分岐部手術

▼ 手術手順 ▼
①開胸 → ②血管処理 → ③気管・気管支の操作

①開胸

胸骨正中切開を行い，心囊を切開し，左腕頭静脈と上行大動脈，右主肺動脈にテーピングを行う．右主肺動脈と上行大動脈裏面の間を十分剥離しておく(左主肺動脈の確保に重要)．ここで視野をさらに広くするため左第4肋間開胸を追加し，左胸腔内の下葉癒着箇所を剥離した．

②血管処理

下肺静脈を露出し，血管用自動縫合器で切離．さらに前回手術時の上肺静脈切離断端が胸腔側から確認できなかったため，心囊内で再切離を行う．左主肺動脈は，分枝付近まで腫瘍浸潤を認め，その根部で直接テーピングを行うことができなかった．このため，①まず右主肺動脈にテーピングを行い，②上方のテープをAP window を通じてBotallo管の外側に誘導し，③下方のテープを心裏面から外側へ誘導し，最終的に左主肺動脈根部のテーピングを完了した(図3)．ここで確保できた左主肺動脈にPenrose ドレーンで誘導した血管縫合器(TA proxymate-30)で中枢側を閉鎖したあとに，末梢を切断し血管断端は5-0 Prolene 糸を用いて縫合閉鎖した．残った気管支の切離を行うため気管・気管支前壁を露出させる操作中に一時心停止をきたし，心臓マッサージにより血行動態を安定させる必要があった．

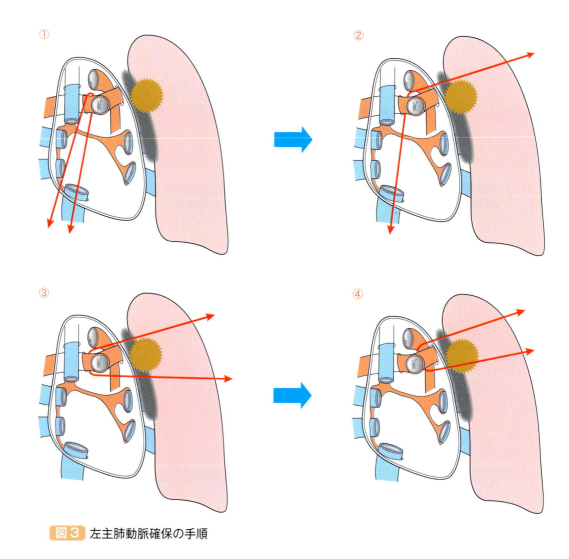

図3 左主肺動脈確保の手順

③気管・気管支の操作

　上行大動脈の右側でリンパ節を郭清しながら気管周囲を剥離し分岐部に到達し，気管と右主気管支，左主気管支にもに stay suture を置く．右主気管支を切離し，ここから術野挿管チューブを入れて換気を始める．下部気管を切離し，大動脈弓部裏面より分岐部と左気管支を剥離し左肺残存肺摘出を終了させる．病理で両断端が陰性であることが確認できたため，気管と右主気管支の吻合を行った．最深部より 4-0 Prolene 糸で連続縫合，軟骨部は結節縫合を行った（図4）．間欠的に術野挿管チューブを出し入れして換気しながら視野を確保し縫合．吻合部は胸腺組織で被覆した．

　術後吻合部は狭窄もなく治癒良好（図5），術後の胸部X線を図6に示した．

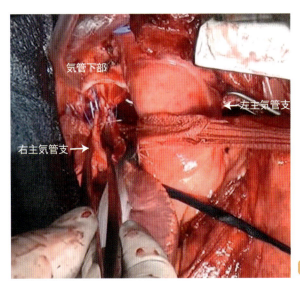

図4　右主気管支と気管の吻合

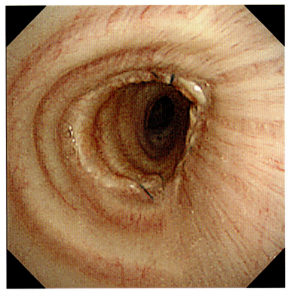

図5　気管支鏡（吻合部術後）

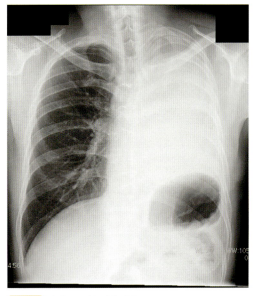

図6　胸部X線（術後）

術式の要点

　残肺摘出時に分岐部までの再建にいたることはまれである．しかし，病巣が限局し完全切除の可能性があれば手術を検討してもよいと考える．アプローチに関しては，この症例のように前方からの視野が左側開胸よりよいと考えている．また，血管の中枢処理も安全に行えるようであり分岐部の再建に際しても支障となること

はない．しかし，残肺全摘の場合は胸腔内癒着の剥離が困難なことも予測される．本症例のように肋間開胸を加えることである程度対応できると考えている．

> **COLUMN**
>
> **左肺動脈のテーピング**
>
> 　正中から心膜を開けると右肺動脈のテーピングは容易であるが，左主肺動脈のテーピングは難しい．特に腫瘍が左主肺動脈根部に迫っている場合はなおさらである．本項で示している左肺動脈へのテーピング法は「左肺動脈 elongation」と呼ばれているものである．胸部外科医として身につけておいたほうがよいオプションである．
> [➡ ▶ 動画⑱]

B. 気管分岐部手術

4. 分岐部右肺上葉切除術（肺静脈移動による右中下葉授動を伴う） [▶動画⑲]

白石武史

術式の概要

分岐部右肺上葉切除後（図1）の気道再建にはいくつかの方法がある．最も頻用されるのは，まず気管と左主気管支を端々吻合で再建し，右中間気管支幹を左主気管支の側壁に側端吻合するものである（図2a）．左主気管支と右中間気管支幹の側端吻合が困難な場合は，中間気管支幹を気管の側壁に側端吻合する方法もある（図2b）．また，症例によっては気管断端に左主気管支と右中間気管支幹を2連銃式に吻合する方法もある（図2c）．

これらの気道再建術式を実施するうえで最も重要なことは，2ヵ所となる中枢気道の再建をいかに安全に実施するかという点にある．このためには，各吻合部の縫合を安全張力の範囲内で実施することが重要である．最も望ましくは縫合張力ゼロの縫合，すなわち「Tension Free Anastomosis」を達成するのが理想である．

ここで提示する症例は，分岐部右上葉切除において左主気管支の直径が右中間気管支幹に比して狭小であったため，図2aの再建法をとることができなかった症例である．図2cの再建法では縫合線が複雑で不安定にな

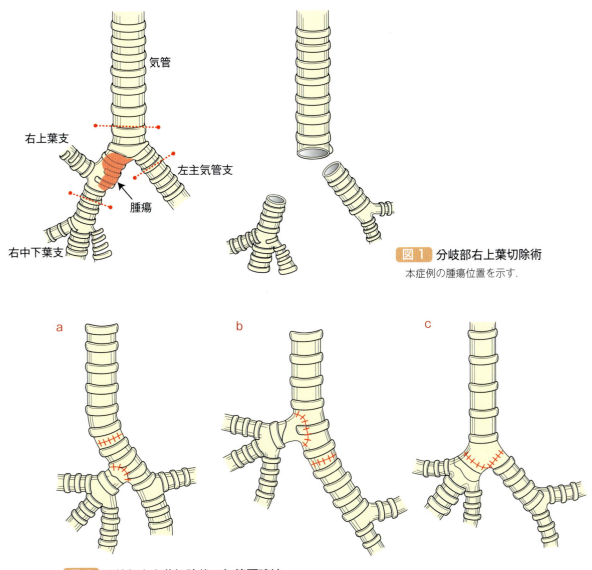

図1 分岐部右上葉切除術
本症例の腫瘍位置を示す．

図2 分岐部右上葉切除後の気管再建法

53

ることが予想されたため，著者らは通常この方法は採用しておらず，最終的に図2bを採用することにした．しかし，下肺静脈が妨げとなり右中間気管支幹の断端を気管側壁への吻合位置まで挙上することができず，安全な気管・右主気管支幹吻合を達成するのが困難であった．このため，中・下葉肺静脈をいったん切断したあとに上肺静脈の根部に移動し再吻合した（venous transposition）．

症例

70歳女性．咳嗽と血痰を主訴に受診し，CTと気管支鏡で右主気管支を占拠する腫瘍が確認された．まず，硬性鏡で腫瘍をコアアウトしたところ，腫瘍は右主気管支入口部を越えて中間気管支幹まで達しているのが確認された．左主気管支への浸潤はわずかであった（図1）．腫瘍は腺様嚢胞癌と診断された（図3）．予定術式を分岐部右肺上葉切除として手術を行った．

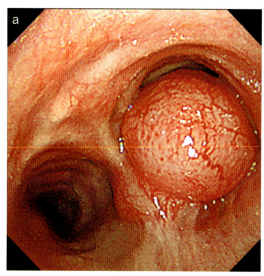
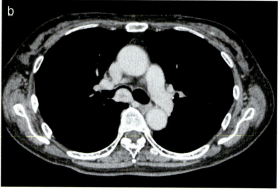

図3 症例画像
a：右主気管支を占拠する腫瘍の気管支鏡像
b：CT像

▼ 手術手順 ▼
①手術アプローチ →②左主気管支の再建 →③右上葉切除と中間気管支幹の切断 →④右肺門の授動 →⑤右肺門授動〜中下葉肺静脈の移動 →⑥気管・右中間気管支幹端側吻合 →⑦吻合部被覆

①手術アプローチ

後側方第5肋間で開胸する．まず，上葉・中葉・下葉間の不全分葉を切離後に奇静脈を切離し，右主気管支・気管・左主気管支を剝離し，テーピングした．

②左主気管支の再建

まず，気管下部・左主気管支を切断し，さらに気管・左主気管支の両断端を1リングずつ追加切除し，両者を端々吻合で再建した．吻合は膜様部側の連続縫合（4-0 Prolene糸）を先に行い，その後に軟骨部を結節縫合（4-0 PDS糸）とすることでテレスコープ型再建とした（図4）．吻合の詳細は，Ⅱ章-B-1を参照されたい．

③右上葉切除と中間気管支幹の切断

まず，右上葉気管支を根部で切断し，上葉気管支の切断端から気道内の腫瘍の進展状況を確認し，腫瘍の遠位側で中間気管支幹を切断した（図5）．このあとに，上葉への肺動静脈を切断し，上葉切除を完了した．

4. 分岐部右肺上葉切除術（肺静脈移動による右中下葉授動を伴う）

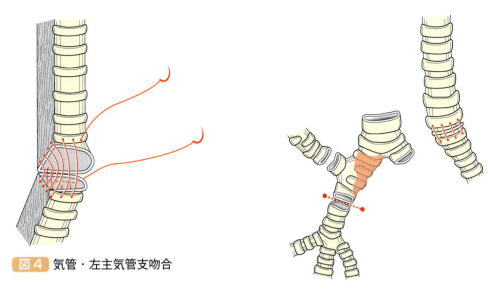

図4 気管・左主気管支吻合

図5 最終的な分岐部右上葉切除形態

COLUMN
なぜここで右上葉支根部を切断したか？
　実はこの時点では右上葉も温存する術式を模索していた．すなわち肺切除を伴わない分岐部，右主気管支・中間気管支幹切除である．しかし，気管に①左主気管支，②右上葉気管支，③中間気管支幹を吻合再建するのはリスクが大きすぎると判断し，右上葉を犠牲にすることとした．

④右肺門の授動
　この時点で，右中下葉の最終的な再建方法が検討された．左主気管支が右中間気管支幹と比較して狭小であり，かつ左主気管支は縦隔内の左方深部に位置していたため，中間気管支幹断端と左主気管支の側端吻合は縫合不全・術後狭窄の可能性が高いと考えられ，望ましくは気管への端側吻合が実施されるべきと判断した．しかし，右中間気管支幹断端と気管側壁の理想的な吻合位置には大きな距離があり，安全な吻合張力での吻合は不可能であった．

⑤右肺門授動〜中下葉肺静脈の移動
　中間気管支幹断端を挙上するために，まず肺靱帯の切離と下肺静脈周囲の心囊切開による定型的な右肺門授動が行われたが，安全な気管・右中間気管支幹吻合を行うには不十分な授動であった．これを解決する方法として，下肺静脈の移動を行うこととした．まず，患者をヘパリン化（5000ut）したあとに中葉肺静脈と下葉肺静脈を十分なカフを残して切断し，右上葉肺静脈を根部で遮断して開放したうえでここに中葉肺静脈と下葉肺静脈の切断端を double barrel 式に吻合した（5-0 Prolene 糸）（図6）．

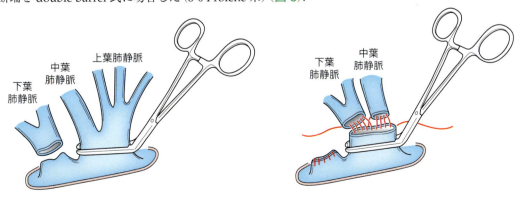

図6 中・下葉肺静脈の上葉静脈への再吻合

⑥気管・右中間気管支幹端側吻合

中下葉肺静脈の移動によって中間気管支幹の開口部は安全に気管の側壁へ挙上することができたので，気管側壁の気管・左主気管支吻合部の2リング口側部位に側壁を作製し，ここに中間気管支幹を側端吻合した．気管側壁開口部は気管の2リング分の開口長とした．まず，中間気管支幹開口部の軟骨側を4-0 Prolene糸で連続縫合し，膜様部側は4-0 PDS糸で結節縫合した（図7）．

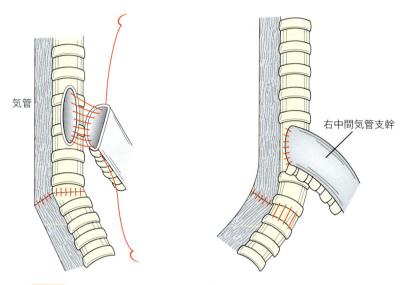

図7 気管・右中間気管支幹の側端吻合（背面像）

⑦吻合部被覆

最後に2つの気道再建部を有茎胸腺で入念に被覆し，気道再建を終了した（図8）．

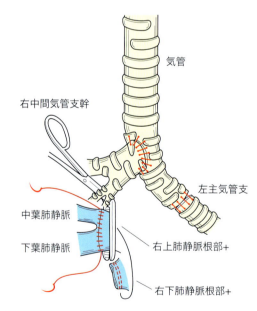

図8 術後完成図

術式の要点

　分岐部右上葉切除の際にはまず左主気管支を気管と端側吻合し，左肺を再建することが多い．そのあとに右中間気管支幹をどこに吻合するかが問題となるが，多くの場合は左主気管支の側壁に吻合することになる．しかし，左主気管支は思いのほか狭いことも多く，また中間気管支幹との吻合部が縦隔の左深部に位置するために後側方開胸からの視野では吻合が難しいことも多い．気管側壁に吻合するのが吻合強度の点では最も安定するが，中間気管支幹は実際にはずいぶん遠い位置にあるのである．この距離授動するために行ったのが venous transposition である．

COLUMN

気道の「側端吻合」

　あまり頻繁に行われる吻合ではなく，はじめて行うときは少々不安になる．しかし，技術的にはそんなに難しいものではなく，著者は「double barrel 法で作製するいわゆる neo-carina 作製」のほうが縫合としては難しいと思う．

　側孔は文中の図7のように「軟骨部」に開けるようにして，気管の長軸から見て孔の縦方向は軟骨2本分，横方向は中間気管支幹の縦直径よりも少し短めにする．気管側壁に孔をあけるときは決して膜様部に切り込まないようにしたほうがよい．

COLUMN

venous transposition

　本術式で用いられた venous transposition は生体肺移植の際の肺静脈吻合と同じものである．最近わが国でも肺移植が定着し，移植で用いられる様々な技術が肺癌手術にも応用されるようになってきた．

参考文献

- Shiraishi T, Yamamoto L, Moroga T, Imamura N, Miyahara S, Waseda R, Sato T, Yamashita SI, Iwasaki A. Transposition of pulmonary veins for mobilization of residual right middle and lower lobes after carinal right upper lobectomy: a unique pulmonary hilar mobilization technique for safe tension-free airway anastomosis. Gen Thorac Cardiovasc Surg. 2019 Aug 30. doi: 10.1007/s11748-019-01192-6. [Epub ahead of print]

II. 各論

C. 胸部外科における血行再建

C. 胸部外科における血行再建

1. Double sleeve 肺葉切除術（右上葉） [→動画⑳]

白石武史

術式の概要

　肺葉切除を行う際，腫瘍あるいは転移陽性リンパ節の肺葉気管支根部への浸潤に対して気管支を袖状に切除再建する術式がスリーブ肺葉切除術である．この際，隣接する肺動脈にも腫瘍浸潤が及び，肺動脈の合併切除再建を要することがある．これを double sleeve 肺葉切除術と呼んでいる．

　本例は，右上葉に発生した扁平上皮癌が上葉気管支根部と肺動脈の両方に浸潤したため double sleeve 肺葉切除術を実施した症例である．肺動脈再建の際に主肺動脈を根部で遮断する必要が懸念され，かつ，腫瘍の気道浸潤の程度によっては気管分岐部の切除再建が必要な可能性も考えられた．このため hemi-clamshell 開胸による前方からの視野を重視した手術が行われた．

症例

　67 歳男性．右上葉原発扁平上皮癌 cT3N2M0．空洞を伴う直径 6 cm の腫瘤を指摘され，喀痰細胞診で扁平上皮癌が検出された（図 1）．腫瘤は右上葉支根部に浸潤し，右主肺動脈も縦隔深部まで浸潤を受けていることが懸念された．このため，肺動脈の合併切除再建を行う場合，側方視野から肺動脈本幹を遮断することが困難と考えられた．

▼ 手術手順 ▼
①手術アプローチ　→②右主肺動脈のテーピング　→③右上葉切除　→④気管支形成・肺動脈形成
→⑤胸腺による被覆

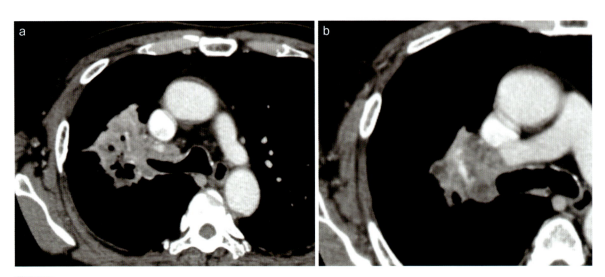

図 1　術前胸部 CT
腫瘤が上葉支根部にあって，肺動脈へも浸潤が疑われる．

①手術アプローチ

動画ではまず第4肋間の前方腋窩開胸が行われ，皮切線を左方へ延長し，胸骨が横断されている．左側の前方開胸は鎖骨中線までで止めており，完全なclamshellではない．分岐部形成まで必要な場合は左側開胸創を延長して左肺門の視野を確保し，左主気管支や肺門の授動を加える予定であった．

②右主肺動脈のテーピング

腫瘍は右上幹肺動脈の起始部まで浸潤していたため，肺動脈合併切除再建に備えて肺動脈は中枢で遮断する方針とした．心嚢を切開して心嚢内へ侵入し，上大静脈と上行大動脈をそれぞれ左方，右方へ牽引しながら心嚢後壁を開放し，右主肺動脈の根部をテーピングした．

上肺静脈・右主肺動脈（胸腔側）・右主気管支をテーピングし，少なくとも肺全摘を行えば（分岐部合併切除を伴うことなく）腫瘍完全切除が可能と判断した．

③右上葉切除

上肺静脈を切断し，自動縫合器で上中葉間の葉間形成を行い，葉間で肺動脈を剥離露出させた．中葉肺動脈はテーピングできたが，それより中枢側は腫瘍が浸潤しており，上葉切除のためには肺動脈形成は不可欠と判断された．

肺動脈浸潤部はサイドクランプが可能であったので，肺動脈を根部で遮断したうえサイドクランプをかけ，肺動脈壁の部分切除により腫瘍浸潤部を切離した．肺動脈壁の切除は横径2/3周以上，長径3cm以上の広範囲となった．このあと，肺動脈末梢側を遮断し，サイドクランプ鉗子は除去している．

最後に主気管支と中間気管支幹を切断し，スリーブ肺葉切除が完了した．

④気管支形成・肺動脈形成

気管支形成は膜様部連続縫合（4-0 Prolene糸），軟骨部結節縫合（4-0 PDS糸）で吻合されている．肺動脈はパッチ再建も可能ではあったが，気管支スリーブ再建による気管支短縮の状況でもあったので側壁切除部分の残壁を切除し，端々吻合とした．肺動脈再建は，6-0 Prolene糸を用いた連続縫合である．

⑤胸腺による被覆

最後に有茎胸腺を肺動脈形成部と気管支形成部の間隙に挿入し，気管支吻合部を被覆した．

術式の要点

この症例は，気管支・肺動脈双方への浸潤が強く，double sleeve肺葉切除術になった症例である．double sleeve肺葉切除術の適応としてはわかりやすい症例である．もしこのケースで肺動脈側の浸潤が直接縫合で修復できるくらい軽微であったり，あるいはまったく浸潤がなかった場合はどうするか？　専門家のなかには「スリーブ上葉切除では気道の短縮が起こる．肺動脈側も同じ程度に短縮させないと，肺動脈は折れ曲がる．従って上葉スリーブ切除を行ったら肺動脈浸潤の有無にかかわらず肺動脈も管状に合併切除再建されるべき．」という意見の方がおられる．特に，左上葉切除に関してはこの意見に同意する専門家が多く，理由は「左肺動脈は上葉支を大きく回り込む走行をしており，スリーブ上葉切除時に肺動脈をそのままにすると高率に『折れ曲がり』が起こるから」という．著者もこの意見にはうなずけるが，実際に左上葉スリーブ切除の際に肺動脈をそのままにしてこれが折れ曲がった経験はない．

2. Double sleeve 肺葉切除術（左上葉） [→ 動画㉑]

岩﨑昭憲

術式の概要

　肺動脈合併切除は肺癌手術の約0.3%程度の頻度とされる．また，左側や扁平上皮癌の占める割合が比較的高く，気管支形成も同時に行われる頻度も約25〜65%と高いとする報告もある．気管支と肺動脈を切除再建すると double sleeve 肺葉切除術ということになる．術前治療が行われたあとに施行することもあり，局所の線維化や虚血などにより剝離が困難な条件下で実施せざる得ないこともある．また，術中の断端の病理検査ができる体制で行うことが必要になる．本項では，血管と気管支に対し術中病理検査を繰り返した左肺門部肺癌症例で手技を解説する．

症例

　48歳男性．左上葉無気肺があり（図1），気管支鏡で扁平上皮癌の診断，cT2aN1M0．主病巣は左上葉入口部に存在し，左#10転移リンパ節とともに肺動脈気管支浸潤が疑われた（図2）．気管支・肺動脈の合併切除（スリーブ）再建を伴う左上葉あるいは左片肺全摘切除を予定して手術が計画された．

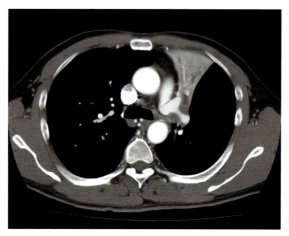

図1　胸部CT

▼ 手術手順 ▼
①開胸から形成を始めるまでの操作：1）血管・気管支剝離，2）病理学的な精査　→②Double sleeve 手技：1）気管支再建，2）血管再建

①開胸から形成を始めるまでの操作

　1）血管・気管支剝離：後側方第5肋間で開胸が行われ，肺動脈形成が必須と判断していたため，中枢の左主肺動脈を露出させ血管鉗子で遮断（動画㉑はここから始まる）．腫瘍は上葉気管支入口部と一部下葉気管支に浸潤が疑われた．上肺静脈は切離を先行しても，その後の術式選択に影響はないため先にこれを切離した（動画省略）．片肺全摘出かスリーブ肺動脈形成による左上葉切除かの判断を行うため葉間より肺動脈を精査すると，A^5より中枢側の上葉分枝部に腫瘍が浸潤していた．下葉の肺動脈 A^6 と A^8，$A^{9\sim 10}$ を各々にテーピングし末梢肺動

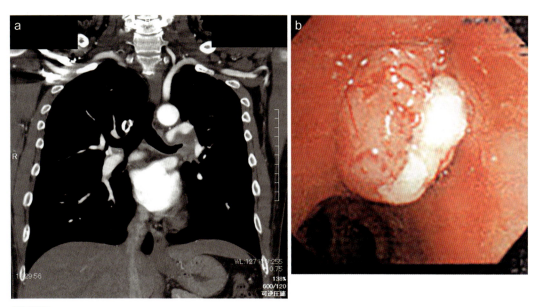

図2 CT（a），気管支鏡所見（上葉入口部に腫瘍）（b）

脈をブルドック鉗子で遮断．腫瘍は上葉支根部を占拠し，かつ併走する肺動脈にも広範に浸潤していたため，上葉気管支根部を残した形で浸潤血管とともにいったん左上葉を切除した．肺動脈を直接切開し内腔を確認しながら血管壁への浸潤部を切除した．

2）病理学的な精査：次に腫瘍進展がないと考えられる下葉気管支をメスで切離した．さらに左主気管支側を同様にメスで切開しながら内腔を観察し，これを切離．病理では中枢と末梢の両血管壁断端の腫瘍有無と，中枢と末梢の両気管支壁断端の腫瘍有無を頻回に検査した．結果は A^6 側と下葉気管支，中枢気管支の腫瘍遺残（断端が陽性）の報告があったためいずれも追加切除を実施した．すべての断端が陰性になったため double sleeve 肺切除再建を開始した（図3）．

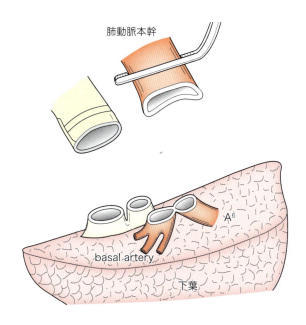

図3 頻回に気管支断端，肺動脈断端の病理提出，陰性になるまで，追加切除

②Double sleeve 手技

1）気管支再建：下葉気管支壁側が追加病理検査などで短くなり，B⁶と底区域支がかろうじて接しているのみであったため，まず double barrel により両気管支側壁を 4-0 PDS 糸で縫着し形成を行った．次に中枢の左主気管支と作製した下葉気管支の吻合を開始する．膜様部は 4-0 PDS 糸連続で，軟骨部は結節縫合を行った（図4）．吻合部のエアリークテストを行うとともに洗浄を行い血管再建に移った．

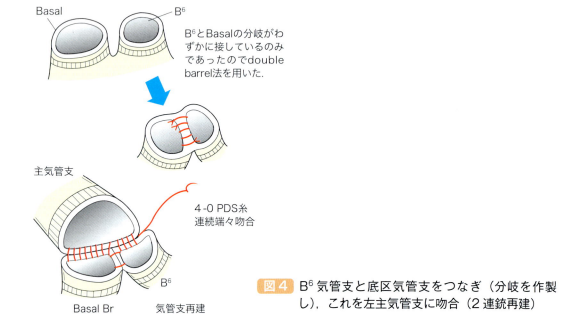

図4　B⁶気管支と底区気管支をつなぎ（分岐を作製し），これを左主気管支に吻合（2連銃再建）

2）血管再建：血管吻合には専用の持針器（Castroviejo）やリング鑷子などで血管内皮などを損傷しないよう配慮して縫合，まず2点支持で後壁から運針を開始し，6-0 Prolene 糸で連続縫合を行う（図5）．次にもう片方の端から前壁を連続縫合し，残り数針の時点で中枢肺動脈血管遮断を解除しエア抜きを行いながら縫合を終了する．その後末梢の血管鉗子をはずし血流再開する．換気も再開して血管や気管支吻合部の良好な開存性をよく観察．肺動脈完全遮断中はヘパリン（5000単位）を1回投与し ACT を 120s 以上に維持．

この症例は術後に補助化学療法を4コース行い，5年以上にわたり再発なく生存している．

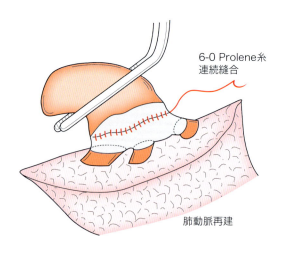

図5　血管再建

術式の要点

　重要なことは，根治を目的とした場合には慎重な適応を行うことである．また，両吻合部の直接の接触を回避することは，吻合部の機械的損傷を防ぐ．この症例の場合は，タコシール®などの人工物を介在させたが，なるべく自己組織が望ましい．また，吻合部狭窄や血栓にも注意を払い，必要な場合は片肺全摘出を躊躇しないようにすることが大事である．この症例は術後にN1であったため化学療法を4コース実施し長期生存が得られているので，決して手術単独ではなく集学的治療も念頭に置く術式ではないかと考える．

COLUMN

この症例の問題点

　この症例はdouble sleeve上葉切除の症例である．気管支・肺動脈ともに上葉支の根部からA^6，B^{6}の分枝直前まで浸潤がみられた．このため，気管支再建は主気管支にB^{6}とBasalをdouble barrelに，肺動脈も同様の複雑な吻合再建となった．S^{6}区域切除も行い，残りの底区域支とのdouble sleeve肺葉切除術とすれば，技術的にはより簡便であったのかもしれない．次項では，このような症例が提示されているので参照いただきたい．

3. Double sleeve 肺葉切除術（拡大左上葉）

山下眞一

術式の概要

　肺癌手術における気管支形成術は肺全摘を避けるための重要な術式のひとつである．呼吸器外科医として身につけておくべき手技であるが，早期肺癌が多く見つかるようになり，低侵襲手術としての胸腔鏡手術が7割を占める現在では経験することも少なくなっている．通常の気管支スリーブ切除は主気管支と残存肺葉気管支の口径差のある断端を吻合することによって完成するが，拡大スリーブ切除はさらに口径差のある区域気管支と主気管支の吻合を行わなければならない．その口径差ゆえにおのずとテレスコープ型の吻合となることが多いが，口径差をなるべく小さくするための工夫が必要である．

症例

　67歳男性．検診にて胸部異常影を指摘され前医受診．気管支鏡検査にて左上葉入口部に腫瘍を認め，生検の結果，左上葉扁平上皮癌の診断となった．CTでは左肺動脈A^3，A^{1+2}，A^6に浸潤するような形で腫瘍が占拠しており，上葉気管支スリーブ切除に血管形成を併設するような拡大区域切除（いわゆるOkadaらのType B）が必要であると判断された（図1，図2）．

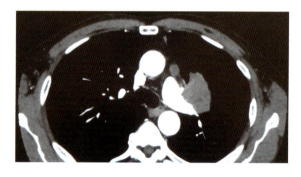

図1 CT
　肺動脈A^3根部への腫瘍浸潤あり，肺動脈形成が必要と判断した．

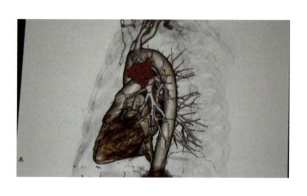
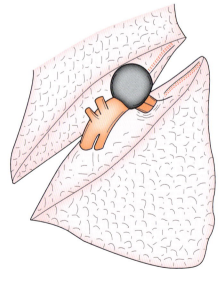

図2 3D-CTと実際の開胸所見
　A^6根部にも腫瘍浸潤あり．拡大区域切除を選択．

3. Double sleeve 肺葉切除術（拡大左上葉）

▼ 手術手順 ▼
①開胸 →②血管剥離，リンパ節郭清，S^{6}区域切除 →③肺動脈切離，気管支切離 →④気管支吻合
→⑤肺動脈吻合 →⑥閉胸

①開胸

右側臥位で第5肋間後側方開胸を行う．まず肺門を剥離して上肺静脈，下肺静脈を露出する．葉間操作に入る前にV^{6}を確保してテーピングしておく．

次いで葉間の剥離を進める．分葉良好であり下葉肺動脈には容易に到達可能である．電気メス，Metzenbaum剪刀にて剥離を行い肺底動脈およびA^{6}を露出する．この段階でA^{6}根部が腫瘍に浸潤されていることよりS^{6}を含む拡大区域切除の方針とする．肺底動脈およびA^{6}を別々にテーピングを行うが，肺底動脈から舌区に分岐する細い動脈は結紮切離しておく．底区気管支を剥離しテーピングを行う．

②血管剥離，リンパ節郭清，S^{6}区域切除

上肺静脈をテーピングし，次いで左主肺動脈もテーピングしたあと，Botallo靱帯を切断する．刺通結紮してもよいがステープラーにて切断した．

上縦隔#4L～6を郭清するがあらかじめ迷走神経にテーピングしておく．

ポイント Harmonic®を使用して行うが，反回神経周囲では熱損傷による麻痺をきたさないよう使用を控え，Metzenbaum剪刀およびクリップによって郭清を行う．

上肺静脈をステープラーにて切断後，A^6，V^{6}の順に切断する．B^{6}および肺実質をステープラーにて切断しS^{6}区域切除のみを先行する．

③肺動脈切離，気管支切離

肺底動脈を血管鉗子にてクランプ後メスにて切断．この際，中枢側断端との口径差があるのでできるだけ切開線を斜めに設け口径を稼ぐように切断する．さらに中枢側にも血管鉗子をかけてMetzenbaum剪刀にて切断して気管支切断に移る．気管支は肺底気管支にstay sutureを置いたあとメスにて切断するが，ここでも口径差を少なくするよう斜めに切断する．

中枢側の主気管支も同様にstay sutureを置いたあとメスにて切断し断端を術中迅速診断に提出する．

④気管支吻合

再建は気管支より行う．両端針で4-0 Prolene糸を用いて半周連続吻合を行う．まず最深部の軟骨部より数針かけながら膜様部に移行しバイトをしっかりととりながら運針を進める．テレスコープ型になるので口径の大きい中枢側のピッチは大きめに，末梢のピッチは小さめにしながら縫合を進める（図3）．

半周から2/3周終了した時点で両端を牽引しながら神経鉤を用いて連続してかかっている糸を順次締めていくと膜様部でも緊張が係ることなく閉鎖が可能である．

締め上げたところで，別の4-0 PDS糸をアンカーとして連続糸の両側断端と結紮し緩まないようにする．その後，前壁側は4-0 PDS糸にて結節吻合を行い口径差を調整する（図4）．

⑤肺動脈吻合

肺動脈吻合も同様に最深部より6-0 Prolene糸にて連続吻合を行う（図5）．半周吻合したところで気管支と同様に断端を締め上げて寄せたところで一端追加の6-0 Prolene糸にて結紮し，残り半周を連続吻合を行い最初の断端と結紮を行い終了する（図6）．

ポイント 1本の糸でパラシュート型の吻合でも構わないので慣れた方法で吻合することが肝要である．

II．各論／C．胸部外科における血行再建

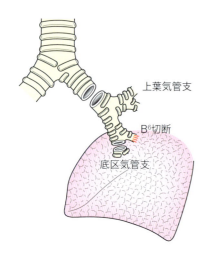
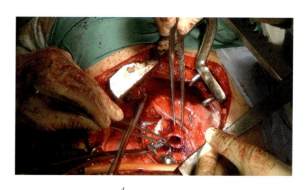
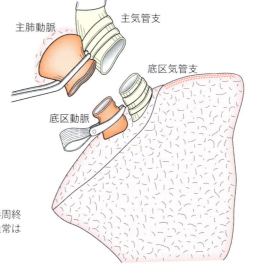

図3 気管支吻合
　気管支吻合は最も遠位より連続縫合を行い，半周終了した時点でアンカーと結紮し前壁（近位側，通常は軟骨部）は結節縫合を行う．

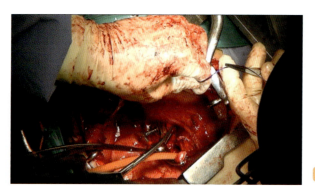

図4 気管支吻合終了

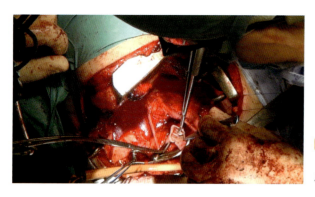

図5 PA 吻合
　肺動脈吻合は半周連続縫合し，残り半周も連続縫合して完成させる．

3. Double sleeve 肺葉切除術（拡大左上葉）

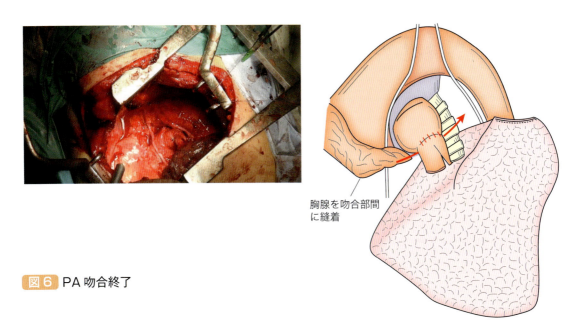

図6 PA 吻合終了

胸膜を吻合部間に縫着

⑥閉胸

　吻合終了後，エアリークがないことを確認し縦隔脂肪織および胸膜を気管支吻合部位と肺動脈吻合部位の間に介在させ閉胸する．

術式の要点

　拡大スリーブ区域切除は気管支の口径差により種々の工夫を要するが，無理に断端を合わせることなくテレスコープ型になるのを念頭に吻合を行うことが必要となる．そのためには口径差を想定しながらピッチとバイトを刻むことが肝要である．

● **69** ●

4. 人工心肺下右房合併切除再建 [→▶動画㉓]

山下眞一

術式の概要

浸潤性胸腺腫は進行すると近接する大血管（上大静脈，大動脈，肺動脈など）に浸潤し完全切除には血行再建を余儀なくされることがある．遠隔転移のない局所進展型の胸腺腫は完全切除ができれば完治が望める疾患であり，体外循環を使用してでも積極的な切除が推奨される．本症例は浸潤性胸腺腫が上大静脈から右房内に進展しており，腫瘍摘出中に遊離した腫瘍が左肺動脈に腫瘍栓をきたした症例であり，その手術の全貌を概説する．

症例

71歳男性．顔面の浮腫にて前医受診した．CTにて前縦隔腫瘍を指摘され手術目的に紹介となった．術前には側副血行のため上大静脈症候群による顔面の浮腫は改善していた．造影CTでは胸腺腫と思われる腫瘍が上大静脈を閉塞し，さらに右房内まで腫瘍塞栓がのびていることがわかる（図1）．

ポイント 上大静脈から右房まで腫瘍栓がのびており，術前あるいは術中に遊離した場合は肺塞栓による突然死のリスクを説明し適応を決定した．

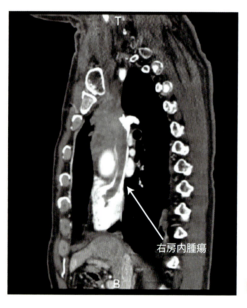

図1 術前CT（矢状断）

▼ 手術手順 ▼

①胸骨正中切開，頸部襟状切開，第4肋間前側方開胸 →②腕頭静脈，鎖骨下静脈剥離 →③左腕頭静脈切断，大動脈および右腕頭動脈テーピング →④体外循環 →⑤右房切開，上大静脈切断 →⑥右房縫縮，上大静脈再建 →⑦肺動脈切開，腫瘍栓摘出

①胸骨正中切開，頸部襟状切開，第4肋間前側方開胸

胸骨正中切開にて手術を開始するが，両側腕頭静脈の確保のため頸部の襟状切開を追加する．また，腫瘍が右胸腔内に露出し右肺上葉部分切除も必要なため第4肋間の側方開胸も追加する．

②腕頭静脈，鎖骨下静脈剥離

　前胸部の脂肪織と胸腺を剥離したあと，両側頸部から腕頭静脈，鎖骨下静脈を露出しておく．この部分は胸腺腫がないため剥離は比較的容易であるが，左鎖骨下静脈は血流がないため狭小化しているので末梢まで剥離する必要がある．剥離は電気メスやエネルギーデバイスを用いて丁寧に行う．肺への浸潤を見るために右第4肋間開胸を追加する．

③左腕頭静脈切断，大動脈および右腕頭動脈テーピング

　腫瘍周囲の胸腺の剥離が終了したら心囊を切開したあと，左腕頭静脈をステープラーにて切断する．その後心囊内外で電気メス，Metzenbaum剪刀を用いて上行大動脈，右腕頭動脈を剥離してテーピングしておく（図2）．腫瘍浸潤が疑われる部位はメスにて外膜ごと鋭的に剥離する．気管前面からも電気メスを用いて剥離を進める．

　右肺への浸潤部位はステープラーで切断してよいが，電気メスにて切断後縫合してもよい．本症例ではエネルギーデバイスを併用している．

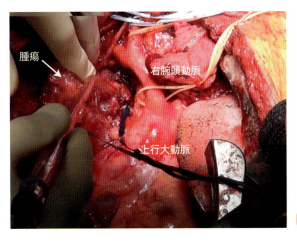

図2　大動脈および右腕頭動脈のテーピング

④体外循環

　腫瘍周囲および上大静脈をテーピングしたあとに心外チームに協力をお願いし人工心肺のための送血管を上行大動脈に，脱血管を下大静脈に挿入し体外循環に移行する．右腕頭静脈からも脱血管を挿入する（図3）．

ポイント　本症例では体外循環準備中に経食道エコーにて観察していた上大静脈内の腫瘍が脱落し肺塞栓を起こしたため速やかに体外循環に移行した．

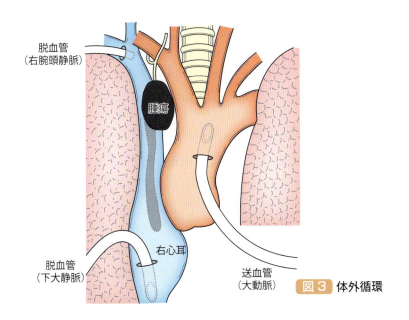

図3　体外循環

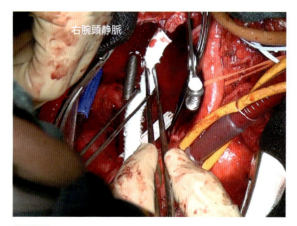

図4 上大静脈再建（末梢側）

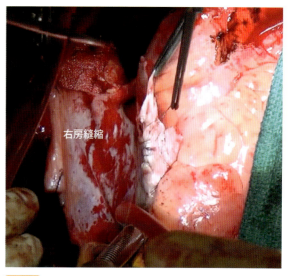

図5 右房縫縮

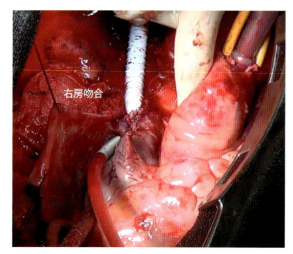

図6 上大静脈再建（中枢側）

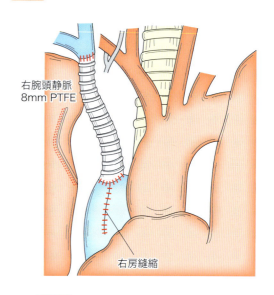

図7 再建完成図

⑤右房切開，上大静脈切断

まず右房を切開し，上大静脈から右房内へ連続した腫瘍を直視しながら引き抜き，上大静脈浸潤部とともに摘出した．この際，奇静脈からのバックフローがあるため胸腔内で前もって結紮できれば出血を回避できるが，腫瘍が巨大で胸腔内あるいは上大静脈裏面からの処理が困難なこともあり，その際は切除後に結紮止血する．末梢はあらかじめ右内頸静脈，右鎖骨下静脈にターニケットを巻いておき，腕頭静脈で切断する．

⑥右房縫縮，上大静脈再建

リング付きPTFEグラフト8mmを用いて4-0 Prolene糸にて右腕頭静脈に吻合する（図4）．続いて縫縮（図5）しておいた右房に同様に吻合を行う（図6，図7）．

⑦肺動脈切開，腫瘍栓摘出

本症例ではこのあと左肺動脈本幹を切開し腫瘍栓を摘出した．さらに右肺動脈本幹も切開し内腔を確認した右には存在しなかったため，ウシ心膜パッチを当てて閉鎖した（図8）．左は径が十分であると判断し4-0 Prolene糸で縫合閉鎖した（図9）．

4. 人工心肺下右房合併切除再建

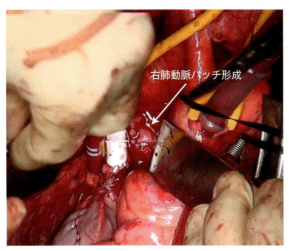

図8 右主肺動脈再建（パッチ形成）

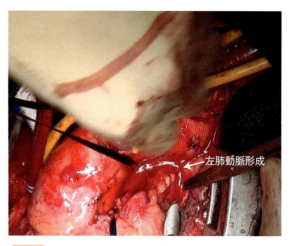

図9 左肺動脈再建（直接縫合）

術式の要点

　右房内まで腫瘍栓が突出し上大静脈および右房の一部を切開し腫瘍摘出を行い人工血管にて再建した．右房は直接縫合し上大静脈はPTFEグラフトで再建したが，この手術のポイントは術中腫瘍が断裂し肺塞栓を起こしたことである．体外循環の準備中であったため大事にはいたらなかったが，早めのスタンバイと愛護的な操作が必要であったと反省させられる症例であった．

C. 胸部外科における血行再建

5. 人工心肺下左房合併切除再建 [→ 動画㉔]

白石武史

術式の概要

　心臓への直接浸潤を伴う肺悪性腫瘍の手術適応は慎重であるべきである．しかし，リンパ節転移陰性のT4肺癌などで心合併切除が根治達成に有用と考えられる症例があり，人工心肺下の心大血管合併切除が試みられることがある．ここで紹介する症例は腎癌の肺転移例に対するサルベージ右中下葉切除症例であるが，諸治療のあとに肺転移巣のみが残存し，下肺静脈から左房への腫瘍浸潤部分を含めた完全切除が予後に有用と判断された．

症例

　64歳男性．10年前に腎癌で右腎摘．この4年後に右肺下葉に転移，以後6年間にわたりインターフェロン，化学療法，放射線療法(60Gy)を受けた．以後，腫瘍は徐々に左房直接浸潤をきたし，中間気管支幹閉塞に伴う閉塞性肺炎も繰り返すようになった．他部への遠隔転移が確認されず肺転移巣の進行も比較的緩徐であったため，局所の完全切除で予後が期待できると判断された(図1)．

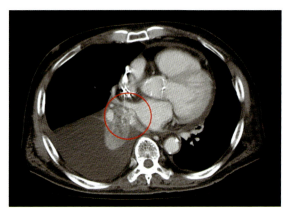

図1　術前CT

▼ 手術手順 ▼
①アプローチ → ②体外循環の確立 → ③肺動脈切断・左房合併切除 → ④中下葉切除の完了

①アプローチ

　広い右後側方第5肋間開胸が行われている．不意の出血に備えてまず右主肺動脈にテーピングが行われた．上肺静脈が剝離テーピングされ，体外循環の準備として心囊が開放され，大動脈，上大静脈が剝離テーピングされた．

②体外循環の確立

　体外循環は，左房合併切除再建実施のため心停止を伴う完全体外循環で実施することとした．送血は上行大動脈から行い，脱血は上下大静脈からの2本脱血とし，左房内を空虚にするために上肺静脈から左房ベントを挿入した．体外循環の確立，実施は当院の心臓血管外科によるものである．

③肺動脈切断・左房合併切除

完全体外循環が確立したあと，まず中間肺動脈幹を切断した．同部位は切除断端予定線近傍まで腫瘍が浸潤していたため，ステープラーを使用する余裕はなく，剪刀を用いて切断している．断端はのちに直接縫合で閉鎖した．

このあとに左房浸潤部位を慎重に切離している．欠損は3×4cm程度の広さがあり，直接縫合では左房容量に影響があると判断し，ウマ心膜を用いたパッチ閉鎖が行われた．縫合は，5-0 Prolene糸を用いた連続縫合である．体外循環85分，大動脈遮断51分．

④中下葉切除の完了

人工心肺から離脱したあとに中間気管支幹を切断し，中下葉切除が完了している．中間気管支幹断端は肺動脈と同じくステープラー切断を実施する余裕がなかったため，直接切断しSweet法で縫合されている．気管支断端の筋弁あるいは胸腺被覆は行わなかった．

術式の要点

この症例は「心停止を伴う人工心肺（完全体外循環）」下に左房の切除再建が行われた．左房再建時はできるだけ左房腔を空虚にする必要があるため，脱血は上下大静脈からの2本脱血とし，左房腔にベントを置いている．血液のない，非常にきれいで落ち着いた術野が得られていることがご覧いただけたと思う．

C. 胸部外科における血行再建

6. 肺動脈 conduit 再建 [→ ▶ 動画㉕]

白石武史

術式の概要

　肺動脈を合併切除再建する際に用いられる手技は，①「環状切除再建（端々吻合）」または②「パッチ再建」が一般的である．しかし，肺動脈切除範囲が長い場合など，①②の方法では再建が困難なことがある．この際に用いられるのが conduit 再建である．使用する conduit 材料は心膜や静脈片などの「自己生体組織」，ウシ・ウマ心膜などの「非自己生体組織」，あるいは PTFE や人工血管材料などの「人工材料」があげられる．

　Conduit による肺動脈再建においてスムースで連続的な肺動脈を形成することは大変難しく，特に肺動脈のカーブ部分にこれを行うのはとりわけ難しい．著者らの肺動脈 conduit 再建の工夫を紹介する．

症例

　67 歳男性．上葉原発肺腺癌 cT2N2M0．主病巣は右上葉 S^2 の末梢に存在し，一部は胸壁に接していた．右上葉 #12 + 11u には転移陽性リンパ節があり，これによる右上葉支根部の気管支浸潤が疑われ，隣接肺動脈への浸潤も懸念されていた（図 1）．また，#12 + 11u リンパ節は上肺静脈根部にも浸潤が疑われた．

　CDDP + DOC による術前化学療法 3 コース後に PR が得られ，気管支・肺動脈のスリーブ再建を伴う右上葉および右上中葉切除を予定して手術が計画された．

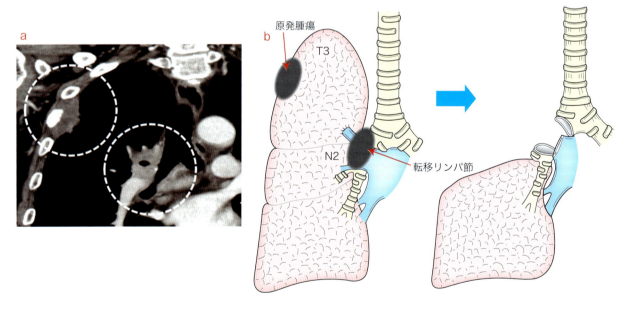

図 1 CT と術式のイメージ
　a：胸壁浸潤を疑われた肺末梢の主病巣と，肺門部の転移リンパ節の CT 像
　b：術式のイメージ「スリーブ上葉切除＋中葉切除」

▼ 手術手順 ▼
①開胸 → ②右中葉切除＋右上葉 double sleeve 肺葉切除術 → ③肺動脈再建（端々吻合）
→ ④conduit による肺動脈再建

①開胸

後側方第5肋間開胸でアプローチした．肺門前面より上肺静脈を精査すると#12+11u リンパ節が $V^{1\sim3}$ と $V^{4\sim5}$ 肺静脈の分枝部に直接浸潤していたため，上肺静脈は根部で切断する必要があった．このため上中葉切除が不可避となった．動画はすでに $V^{1\sim3}$ と $V^{4\sim5}$ が根部で切断されたあと，中下葉間の葉間肺動脈剥離の場面から始まる．

②右中葉切除＋右上葉 double sleeve 肺葉切除術

中下葉間で中葉肺動脈が切断されたあと中葉気管支を露出し，中葉気管支根部を自動縫合器で切断した．これによって，中葉の気管支・肺動静脈はすべて切断された．

主肺動脈と下葉肺動脈を鉗子遮断し，腫瘍浸潤を受けていた肺動脈を管状に切断した．腫瘍は上葉支根部から中間気管支幹まで直接浸潤していたため，気管支は右主気管支と中間気管支幹末端（中葉支断端の口側）で切断され，いわゆる double sleeve の上葉切除が完了する．気管支吻合を膜様部 4-0 Prolene 糸による連続縫合，軟骨部 4-0 PDS 糸による結節縫合で行った．

③肺動脈再建（端々吻合）

最初に肺動脈本幹と中間肺動脈幹の両断端を直接端々吻合した．6-0 Prolene 糸で連続縫合が行われているが（動画では早送り），縫合を進めると徐々に末梢側の肺動脈に張力が加わっていくのが観察される．縫合終了時には下葉肺動脈全体に強い張力が加わり，扁平化している．このため遮断鉗子をデクランプしても血液環流は得られず，過大な吻合部張力のために徐々に針穴に亀裂が入り出血が始まった．直ちに中枢側の再クランプを行って吻合を解除し，conduit による再々建を行うこととした．

④conduit による肺動脈再建

十分な大きさを持った長方形のウシ心膜シートを用意し，conduit による肺動脈再建を行った．

1) Step 1：まず長方形の底辺の部分に主肺動脈の後壁を 6-0 Prolene 糸で連続縫合する（図2）．この場合，conduit 材料は血管（肺動脈）よりも硬いので，conduit 側の縫合ピッチを血管側より大きくとる．これにより肺動脈側にしわやよじれができにくい縫合線が作製される．

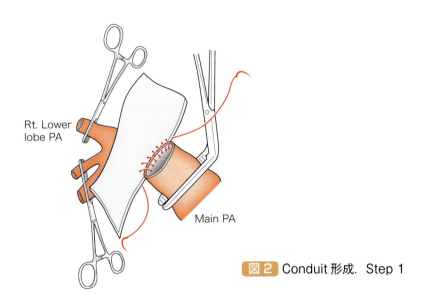

図2 Conduit 形成．Step 1

2) Step 2：主肺動脈側の後壁縫合が完成したら，conduit シートの縦幅を決めてシートをトリミングする．このデザインが最終的に conduit 部分の長さを決めるので，仕上がりをよくイメージしてトリミングする．

3) Step 3：次いで下葉肺動脈断端の後壁と conduit シートの上辺を 6-0 Prolene 糸で連続縫合する（後壁側縫合が終了）（図3）.

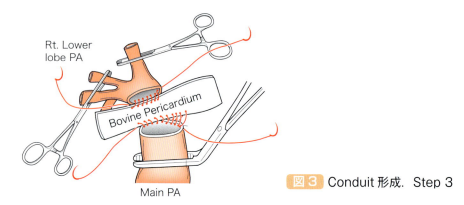

図3 Conduit 形成．Step 3

4) Step 4：conduit シートの左右辺を前方にロールさせながら前壁を縫い進める．徐々に conduit tube の最終形態がイメージできてくるので，再灌流時に「軸偏位なく豊かに膨らむ conduit tube」をイメージしてトリミングしながら縫い進めていく（図4）.

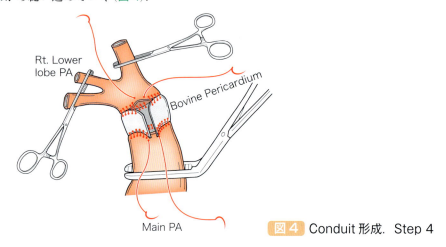

図4 Conduit 形成．Step 4

5) Step 5：最終的に前壁中央で conduit の両縦片を「前あわせ式」に縫合して conduit tube を完成させる（図5）.

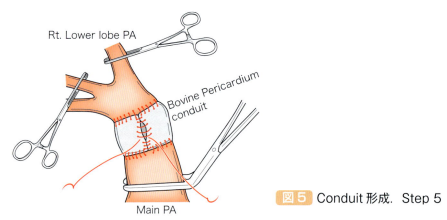

図5 Conduit 形成．Step 5

動画の最後には conduit 完成後に血流を再開した際，conduit が十分に膨らみ血流が再開しているのがわかる．

術式の要点

　血管再建に最も重要なことは，吻合部において血行の軸を偏位させないこと，吻合部付近において内腔の差をつくらないこと，である．低圧系の血行再建ではこの点が非常に重要であり，これらの点に問題があると血栓形成などの問題を起こしやすくなる．Conduit で血行を再建する場合はこれらの問題を解決するのが難しい．
　著者らの方法は，最初から conduit tube を作製するのではなく，縫合をしながらベストの形状をつくっていくものである．

COLUMN

バイトとピッチ

　バイトとは縫合ラインから針刺入点までの距離，ピッチは針刺入点間の距離をいう．人工血管と血管のような強度に差があるものを縫合するときは，強度の高いほうのピッチを大きくし，強度の弱い側に緊張が加わるようにする．

参考文献

- Shiraishi T, Hiratsuka M, Miyahara S, Waseda R, Sato T, Iwasaki A. Pulmonary artery "conduit" reconstruction using bovine pericardium following long-segment sleeve resection: a unique "in situ tailor-made" sewing method. Gen Thorac Cardiovasc Surg. 2019 Sep 17. doi: 10.1007/s11748-019-01206-3. [Epub ahead of print]

II. 各論

D. 胸壁手術

D. 胸壁手術

各論 1. 肺尖部胸壁浸潤肺癌への前方アプローチ [→ 動画㉖]

白石武史

術式の概要

　肺尖部胸壁浸潤肺癌（superior sulcus tumor：SST）は，肺尖部に発生した肺癌が胸郭出口付近において鎖骨・第1肋骨・椎体などの上部骨性胸壁や，鎖骨下動静脈・腕神経叢・交感神経などに浸潤をきたしたものである．手術アプローチは胸郭出口（特に鎖骨・第1肋骨の間）において腫瘍を直視し，必要に応じて浸潤部位（鎖骨下動静脈や腕神経叢）を合併切除し，これらの再建を可能とするものでなければならない．

　SSTに対する外科アプローチは「前方アプローチ」と「後方アプローチ」があり，腫瘍の局在状況によって選択される．「前方アプローチ」には，①anterior transcervical approach（Dartevelle）や②transmanubrial osteo-muscular sparing approach（Grunenwald），③hemi-clamshell approachなどがある．③以外は直接鎖骨と第1肋骨の間を展開し，胸郭出口の視野を得ようとするものである．Dartevelleの方法は鎖骨を切断するため術後に上肢の運動障害が起こるとされているので著者らは用いたことがなく，通常はGrunenwaldアプローチを使用している．この方法は胸鎖関節および鎖骨本体を損傷することなく鎖骨を胸骨から分離し，第1肋骨を前方で切断したのちに肋鎖靱帯を切離することで鎖骨と第1肋骨を分離する（図1）．

　このビデオ [→ 動画㉖] では，第1～3肋骨に浸潤が疑われたSSTに対し，前方からGrunenwald，後方からPawlson & Shawの双方向からのアプローチによって右上葉切除＋第2～3肋骨合併切除を実施した症例を紹介する（第1肋骨は腫瘍浸潤を受けていなかったので最終的には合併切除しなかった）．

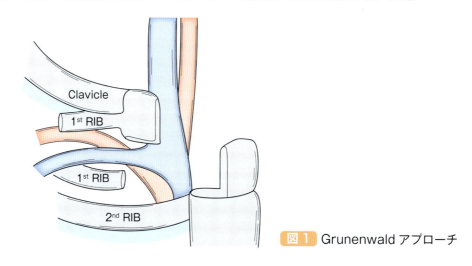

図1 Grunenwaldアプローチ

症例

　56歳男性．右上肢の痺れと痛みを主訴に受診し，右上葉肺腺癌と診断された．画像検査および臨床症状より，①第1肋骨前側方および第2～3肋骨の後方，②腕神経叢，③椎体への腫瘍浸潤が想定された（図2）．CDDP/DOC 2コース＋40Gyの術前化学放射線療法により腫瘍の縮小と症状の軽快を得たあとに手術を行った．

　手術アプローチは上記①～③の所見からGrunenwaldアプローチを主体とする方針とし，第2～3肋骨の後方への腫瘍浸潤の状況によってはPawlson & Shawのアプローチを追加する方針とした．

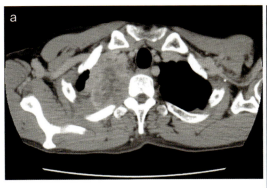
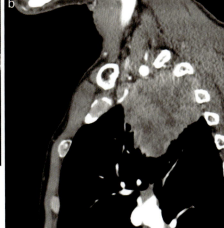

図2 胸部CT

▼ 手術手順 ▼

①前方アプローチ：1）頸部斜切開から頸部リンパ節郭清，2）前胸部L切開から胸骨柄切断＋第1肋骨前方切断，3）鎖骨・第1肋骨間の剥離，4）腫瘍の胸郭出口血管・椎体からの剥離　→②後方アプローチ：1）第2〜3肋骨の切離，2）腫瘍の腕神経叢浸潤部の剥離（切離）

①前方アプローチ（Grunenwald）

1）頸部斜切開から頸部リンパ節郭清：前方アプローチの皮膚切開は，①右頸部斜切開，②胸骨柄部分の正中切開，③第1肋間に沿った横切開で行った．ビデオ［ 動画㉖］は，すでに頸部が展開され頸部リンパ節郭清が進行しているシーンから始まっている．著者らは，SSTに対してはその腫瘍存在位置から鎖骨上リンパ節〜頸部リンパ節の郭清（あるいはサンプリング）を実施することが望ましいと考えている．この点，前方アプローチではこれらリンパ節の系統的郭清が可能である．

頸部〜鎖骨上リンパ節郭清時に頸部血管を胸郭出口付近まで十分に剥離・露出しておくと，胸郭出口に達したときに血管構造を把握しやすい．

2）前胸部L切開から胸骨柄切断＋第1肋骨前方切断：頸部操作が終了したら切開線を胸骨上の正中切開方向に延ばし，さらに第1肋間上でこれを右側方へ広げ，皮膚および皮下組織のフラップをつくりながら前胸壁を露出する．第1肋間で前方開胸を行って内胸動静脈を切断したあとにsternum sawを用いて胸骨をL字型に切断する．次に，鎖骨-第1肋骨間の最も前方に鉗子を通し，ここに糸鋸を通して第1肋骨を切断する．

3）鎖骨・第1肋骨間の剥離：鎖骨と第1肋骨の間には強い靱帯（肋鎖靱帯）が存在するため，剥離は容易ではない．助手に鎖骨を外側へ牽引してもらいながら術者は第1肋骨を鎖骨と反対方向へ押さえ込み，頑丈なMayo剪刀や電気メスを使って鋭的に切離を進める．いうまでもなく鎖骨と第1肋骨間に位置する鎖骨下静脈の損傷には注意する．肋鎖靱帯が十分に切離されると，鎖骨と第1肋骨は一気に離れ，鎖骨-第1肋骨間が展開される［ 動画㉖：3:45頃］．

次いで鎖骨下動静脈を剥離テーピングして鎖骨下リンパ節群の郭清を行い，腫瘍位置を確認する．本症例ではこの時点で鎖骨下動静脈に加え，第1肋骨前方にも浸潤がないことが確認された．

4）腫瘍の胸郭出口血管・椎体からの剥離：腕頭動脈を剥離テーピングしたあとに腫瘤と椎体の間を剥離する．幸い椎体への浸潤はなく，強い癒着をきたしていただけであった（放射線治療の影響）ので鋭的に剥離が実施された．さらに，胸郭頂部において腫瘍を腕頭動脈〜鎖骨下動脈から剥離して行く．

最後に前斜角筋を剥離展開したうえで腫瘍を腕神経叢から剥離し（直接浸潤なし），前方からの剥離操作が終了した．ビデオ［➡️ 動画㉖］の 06:23 付近の静止画ではスケルトン化された胸郭出口の血管・神経と腫瘍の関係が示されている．

②後方アプローチ（Pawlson & Shaw）

1）第 2〜3 肋骨の切離：Paulson & Shaw の後方アプローチでは大菱形筋と僧帽筋をほぼ完全に切離する．これにより肩甲骨は大きく前方へ移動するので，第 2 肋骨に付着する後斜角筋とその奥に位置する第 1 肋骨までが直接視認できる．

まず第 4 肋間で開胸し，この開胸窓から右上葉切除に必要な肺門処理が終了し，さらに第 1 肋骨に浸潤がないことが確認されたところからビデオがスタートしている．

第 2〜3 肋骨を合併切除する方針とし，まず両肋骨を腫瘍浸潤部位の「前方」で切断する．腫瘍の肋骨浸潤の「椎体側（背側）」は肋横関節付近まで及んでいたため，肋横関節を「のみ」で脱臼・切離させ，肋骨の後方断端とした（図 3）．

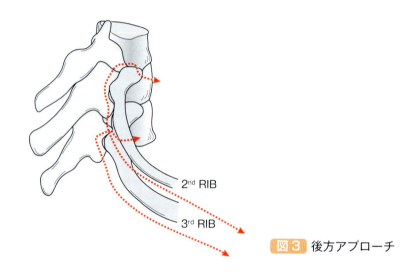

図3 後方アプローチ

2）腫瘍の腕神経叢浸潤部の剥離（切離）：腫瘍の先進部は第 2〜3 肋骨を越えて胸壁外へ進展して腕神経叢付近まで到達していたため，これを丁寧に剥離し胸壁の合併切除を完成した．これにより，右肺上葉＋胸壁（第 2〜3）肋骨合併切除が完了した．

術式の要点

本症例は，その臨床症状と画像所見より，①腕神経叢，②腕頭〜鎖骨下動静脈，③椎体，④第 1〜3 肋骨への浸潤が疑われる superior sulcus tumor であった．胸郭出口（鎖骨〜第 1 肋骨間）へのアクセスが必要と考え，Grunenwald 法を用いることにした．実際には，腫瘍の腕神経叢，鎖骨下動静脈，椎体への腫瘍浸潤疑い箇所は剥離可能であった．肋骨への浸潤も第 2〜3 肋骨にとどまることが術中に判明したが浸潤は背側が肋横関節付近まで達しており，完全切除には肋横関節の切離が必要であったため，後側方開胸（Paulson & Shaw approach）が必要であった．

SST の手術における前方および後方のアプローチにおいて，胸郭出口で鎖骨下動静脈，腕神経に対する良い視野が得られるのは前方アプローチである．したがって，これらに腫瘍浸潤が疑われ，特に血行再建を伴うような場合は前方アプローチが有用である．対して，腫瘍が肋骨の背側まで浸潤し，切除に際して肋横関節の切離を必要とする場合は Paulson & Shaw approach が有用である（Paulson & Shaw approach で鎖骨下動静脈再建ができないわけではない）．

D. 胸壁手術

2. 胸壁切除再建 [→ 動画㉗]

山下眞一

術式の概要

　肺癌の胸壁浸潤では肺切除とともに胸壁の切除再建を行うことはまれではない．その際，広範な胸壁欠損にはメッシュによる胸壁補強を行い骨性胸壁の動揺を抑えることが必要となる．しかしながら，皮膚および胸壁の筋肉は肋間筋を除き切除されることはまれであるので骨性胸壁の補強のみで済むが，乳癌のような皮膚および胸筋群が広範に切除される症例では他の部位からの有茎あるいは遊離筋皮弁の利用が必要となる．さらに感染のある症例ではメッシュのような人工物は使用禁忌となるため生体組織を利用した再建の工夫が必要となる．乳癌や骨軟部腫瘍に伴う胸壁切除再建も呼吸器外科医として身に着けておくべき手技と考えビデオ [→ 動画㉗] を提示しその手術の全貌を概説する．

症例

　40歳女性．右乳房腫瘤からの出血を主訴に前医を受診．
　腫瘍は成人頭大に増大し感染のため多量の滲出液と持続的な出血があり化学療法を行った．投与終了時点で腫瘍は小児頭大程度に縮小したものの，腫瘍からの多量の滲出液と出血は持続していたため，手術による局所コントロール目的に紹介となった（図1，図2）．

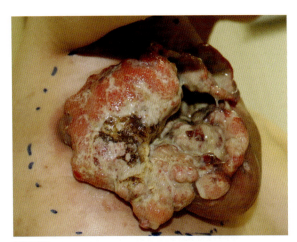

図1　局所進行乳癌

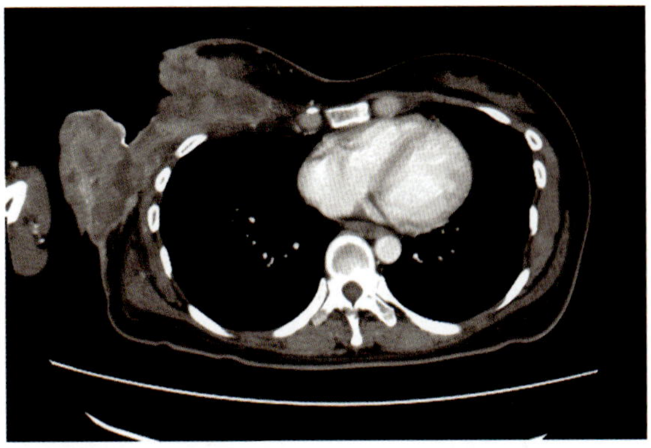

図2　CT（胸壁浸潤）

▼ 手術手順 ▼
①乳房切除　→②胸壁切除　→③胸壁再建

①乳房切除

　左上肢は拘縮のため挙上困難で仰臥位にて手術を開始した．
　感染創であるためドレーピングを行い乳房から2cm離して皮膚切開を置いた．通常どおり乳房周囲の剥離を進め，大胸筋，小胸筋は電気メスおよびLiga Sure®で切除した．

②胸壁切除

前鋸筋も一部切離しながら骨性胸壁に到達し，第2～3肋骨切除で十分なマージンが確保できると判断した．まず腫瘍浸潤部の第3肋骨外側縁より電気メス，ラスパトリウムで剝離し肋骨剪刀で切断する．

感染があるため骨蠟は使用しない．肋間動静脈および神経はLiga Sure®で切断し結紮はなるべく避ける．また，後出血を避けるため，結紮する場合は吸収性モノフィラメント糸を使用する．同様に第2肋骨を切除し，胸腔内を確認しながら骨性胸壁の切除を進める（図3）．肋間筋はLiga Sure®または電気メスで切除を行う．

十分に前方まで剝離を進めたら肋軟骨移行部は電気メスでの切断が可能である．完全に胸壁を切除して腫瘍と一塊にして摘出終了（図4）．

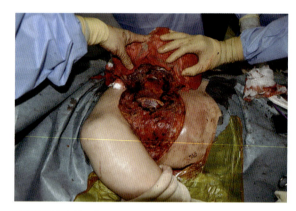

図3 胸壁切除

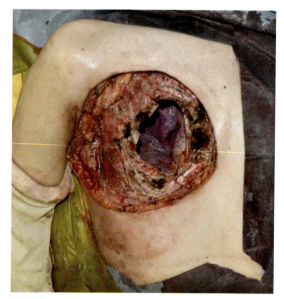

図4 切除後の欠損

③胸壁再建

形成外科医に大腿筋膜を採取してもらう（図5）．欠損が9×8cmであったため十分な大きさの筋膜採取を依頼する．欠損が巨大な場合は両側大腿より採取を行い縫合して胸膜再建に使用する．胸壁との縫合は吸収性モノフィラメント糸（4-0 PDS糸）を使用し，軟部組織および軟骨には直接刺入し縫合した．また，肋骨はドリルで穴を開け縫合する．通常のメッシュであれば胸腔内で胸膜面と同じ位置で縫着するが，今回は胸壁外に固定した（図6）．

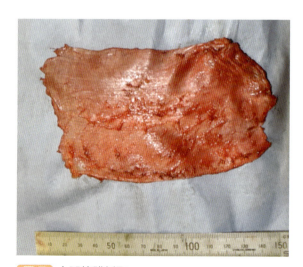

図5 大腿筋膜採取

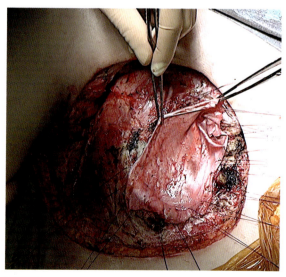

図6 大腿筋膜の胸壁固定

ドレーンを下位の肋間より挿入し，形成外科医と交代し有茎広背筋皮弁と遊離分層植皮をおいて手術終了．

術式の要点

　本手術の要点は人工物を使わずにいかに胸壁を補強，再建するかである．呼吸器外科の手術では胸壁切除しても，皮膚および胸筋群は残っていることが多いため，メッシュ，PTFEパッチなどの人工物を使って胸壁補強，再建することが多い．感染があるため人工物の使用ができない場合，生体組織である大腿筋膜は有用である．筆者は感染創を伴う放射線後血管肉腫による7本の肋骨切除を含む広範な胸壁再建に両側大腿筋膜を縫着し軽快した症例を経験したため，本症例もこれを適用した．皮膚，軟部組織，胸筋群の広範な欠損のため形成外科医との連携手術となるが，術前のプランをしっかりと立てて臨むべきである．

II. 各論

E. 肺移植

E. 肺移植

1. 脳死両肺移植 [→ 動画㉘]

白石武史

術式の概要

肺移植にはドナーのタイプにより「脳死肺移植」と「生体肺移植」の2形態がある．また，移植そのものの基本的な術式として両側の肺をすべて入れ替える「両肺移植」と左右いずれかの片肺だけを移植する「片肺移植」がある．この他に，体格の小さな小児レシピエントに対して成人から区域肺のみを移植する区域肺移植などもあるが，これは極めて例外的な術式である．

生体移植か脳死移植かという点では世界的な傾向としては脳死肺移植が主流であるが，日本のように脳死ドナー件数が極端に少ない環境ではやむを得ず生体肺移植が多く実施される．しかし，日本におけるこのような生体肺移植偏重の状況は，国際的な見地からは他に例を見ないものである．

「両肺移植」か「片肺移植」か，という点に関しては，世界的には「機能」，「予後」双方の点で優れた「脳死両肺移植」が主体であるが，前述したように脳死肺提供の少ない日本では一人のドナーでより多くの患者に移植の機会を提供するために，「片肺移植」が脳死肺移植の約半数で実施されている．

「片肺移植」と「両肺移植」の適応に関しては厳格な基準があり，①感染性肺疾患，②肺高血圧（原発性，二次性）のレシピエントに対しては両肺移植が適応され，それ以外の疾患には「片肺移植」が適応される．

症例

39歳女性．好酸球性肺肉芽腫症による重症の閉塞性呼吸不全患者である．肺は両側ともに高度な気腫性変化をきたしていた（図1）．35歳時に脳死肺移植登録を行い，非感染性の気腫性疾患であったため「片肺移植予定」として待機していたが非定型抗酸菌症に罹患しかつ肺高血圧症を伴うようになったため，「両肺移植」の予定に変更された．登録後3年半でドナー肺の提供を受け，脳死両肺移植の実施となった．

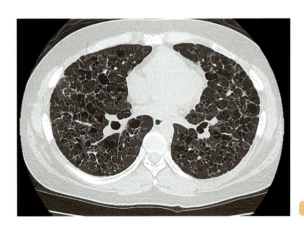

図1 レシピエントの移植前CT

▼ 手術手順 ▼

①Clamshell両側開胸 →②肺門の剝離 →③体外循環導入 →④気管支吻合：1）レシピエント・ドナーの気管支切断，2）膜様部縫合，3）軟骨部縫合 →⑤肺静脈吻合 →⑥肺動脈吻合 →⑦再灌流・再換気 →⑧閉胸 →⑨DCC（delayed chest closure）

①Clamshell 両側開胸

第 4 肋間 clamshell 開胸でアプローチする．皮膚切開は，第 4 肋間の胸骨上から始まり，乳房下縁に沿ったカーブをつくりながら第 4 肋間に沿って腋窩方向に進む．これを左右対称に行う．左右ともにまず肋間開胸が終了したら内胸動静脈を切断し，胸骨を横断する．次いで肋間開胸を外側へ進め，左右胸壁に開胸器を設置し徐々に胸壁を開排する．この際，胸骨裏面と心嚢の間の線維性結合織を切離しながら胸壁の開排を行うが，この操作をせずに胸壁を開くと心嚢が上下に牽引され心圧迫が加わってしまう．

胸膜癒着がある場合は順次これを剝離していくが，clamshell の場合は特に下葉背面や横隔膜面の癒着剝離が困難なことがある．著者らは，ケントリトラクターなどを用いて胸壁を持ち上げながらよい視野を確保して癒着剝離を実施するなどの工夫をしている．

②肺門の剝離

肺門の剝離操作は肺癌における肺全摘と同様である．しかし，気管支・肺血管をドナー側と吻合する際には心嚢内まで肺動静脈を剝離して鉗子遮断するため，肺全摘の時点で心嚢内肺血管剝離まで行うこともある．両側ともに肺動静脈を剝離テーピングしたあと，肺を脱転できる際には肺門背側まで十分に剝離し，気管支テーピングを行う．肺の脱転が循環動態・酸素化に悪影響を与えるときは，主気管支周囲を含む肺門背面の剝離は体外循環を導入してから行う．

③体外循環導入

肺門剝離が終了したら，臓器の到着まで時間調整を行う．肺移植ではドナーとレシピエントの手術時間は綿密に（分単位で）調整されるが，ドナー肺の虚血時間を最小限にすることがその目標である（図 2）．このため，両者の時間調整は極力レシピエント側のスケジュールを調整して行うことなる．著者らの場合，移植臓器（肺）が最寄りの空港（福岡空港）に到着したのが確認できたらレシピエントの肺全摘（両肺移植の場合は第 1 肺）を開始し，肺到着と同時に第 1 肺の移植が遅滞なく始められるように取り決めている．両肺移植の場合，第 1 肺移植時に対側自己肺による分離肺換気を行い，第 2 肺の移植は第 1 肺を機能させながら行うことも可能ではある（off-pump 両肺移植）が，多くの場合は移植直後の第 1 肺に負担をかけないために，少なくとも第 2 肺移植は補助体外循環下に移植を行う．体外循環は central cannulation（送血 = 上行大動脈，脱血 = 右房）で実施され，V-A ECMO として行われる．

201x年 0x月 x日 / 搬入予定時刻 05:30

予定時刻	経時時刻	脳死両肺移植 スケジュール 外科	麻酔科	OR：Perfusion	バックテーブル
5:30	入室	入室（[illegible]）			
		体位（麻酔後）：仰臥位、両手収め、背中に広い枕			
5:30	麻酔開始	●[illegible]があり、麻酔導入前のECMO挿入をお願いしたい。以下の段取りを提案。		[illegible]	バックテーブルセット・[illegible]
8:00	執刀	[illegible]	[illegible]	ポンプサッカー[illegible]	[illegible]
11:00		移植肺の福岡空港到着を確認 （予定10：55）			
11:00	第1肺全摘開始		[illegible] Retrograde Flush ドナー肺門トリミング		Flush/ Retro-1L x2
右肺移植					
11:30	第1肺移植	右肺移植開始	□再灌流時に一時的にECMO-flow down、PA圧を[illegible] □[illegible]で再灌流 □経食道エコーで[illegible]	体外循環導入	
左肺移植					
13:00	第2肺移植	左肺移植開始	□再灌流時に一時的にECMO-flow down、PA圧を[illegible] □[illegible]で再灌流 □経食道エコーで[illegible]		
15:00		再灌流/再換気			

図 2　脳死肺移植の手順予定表

作業の予定時刻が綿密に決められている．

④気管支吻合（bronchial anastomosis）

この症例では，右側を第1肺，左側を第2肺として移植が行われている．

1）レシピエント・ドナーの気管支切断：肺移植時の気管支トリミングの基本は，「レシピエント側を長く」「ドナー側を短く」である．気管支吻合部への血流は，移植肺に流れ込んだ血液（肺動脈血）が肺の末梢側から気管支壁を通じて吻合部に到達することによって得られると考えられているからである．

レシピエント側の気管支は左右それぞれの主気管支の最も末端すなわち「上葉気管支の分岐直前」の軟骨が最適切断位置となる．この位置で，軟骨弓を損壊しないように気管支を切断する．一方，ドナー側気管支は左右ともに上葉支分岐部の1～2リング中枢側で切断する．トリミング後の気管支を覗くと，右肺であれば上葉支と中間気管支幹の分岐が，左肺であれば上葉支と下葉支の分岐が目の前に見えるような位置となる．

レシピエント側もドナー側も，気管支をトリミングするときはできるだけ膜様部を多く残すようにする（膜様部フラップ）．縫合損傷を起こすのは膜様部であることが最も多いので，これを防ぐためである．

2）膜様部縫合：膜様部は，4-0 Prolene 糸で連続縫合する．縫合は軟骨部分から開始し，膜様部へ進めていく（図3）．糸は両端針のモノフィラメント糸であれば吸収性（たとえば PDS 糸）でも非吸収性（Prolene 糸）でもよいが，Prolene 糸のほうが両端針糸のバリエーションが大きい（糸の長・針のサイズなど）ので著者は Prolene 糸を選択している．最後に糸をたぐって締めていくが，このときに膜様部の縫合線に張力負荷がかからないように軟骨部分にかかった糸で締め上げていく．糸のたるみを順次締め上げるのには神経鉤が便利である．

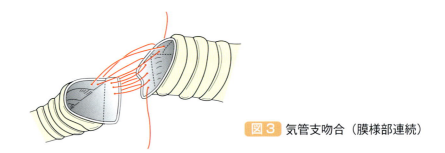

図3 気管支吻合（膜様部連続）

3）軟骨部縫合：ドナーレシピエント間に口径差がなければ，軟骨部分の縫合も連続縫合でかまわない．その際は「膜様部の連続縫合糸」を使用してそのまま連続縫合を進めていく．この場合，気管支吻合には1本のモノフィラメント糸が使われることになる．しかし，口径差がある場合は軟骨部には結節縫合を行う（図4）．まず，軟骨部分中央に 4-0 PDS 糸を用いて figure-of-eight 縫合を一針かけ，それを中央点として左右の軟骨部に均等に4～5針を単縫合あるいは figure-of-eight 縫合で加えて行く．最後に全縫合糸を牽引させながら糸を締めていく．この方法であれば，テレスコープ縫合もバランスよく仕上がっていく．

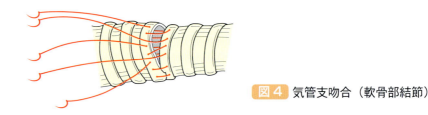

図4 気管支吻合（軟骨部結節）

⑤肺静脈吻合（LA-PV anastomosis）

肺静脈（ドナー）・左房（レシピエント）吻合部は，1）低圧・低速の血流であること，2）乱流が起こりやすいこと，3）内腔側に左房筋層が露出する可能性があること，などの理由により血栓形成が起こりやすい箇所とさ

れている．これを防ぐために著者らは「内膜同士の縫合線になること」「外翻縫合となること」の2点に特に留意している．5-0 Prolene 糸を使用して連続縫合を行うが，後壁縫合ではレシピエントの左房側あるいはドナーの肺静脈のいずれか一方あるいは両方に対して「内膜側から入針し，左房筋層を深く拾って，再び内膜側に出針する」という形式の運針を行う（マットレス縫合）（図5）．この運針により，内腔側に左房筋層が露出しない縫合線ができ上がる（内膜マットレス縫合）．

後壁側の連続縫合が終了したら，前壁側を同じ糸を用いて連続縫合するが，前壁側は普通に縫合しても自然に外翻する．一本の糸で最終的に全周を縫合することになるが，最後の数針分を縫合せずに残しておき，後のエア抜き用の孔として残しておく．

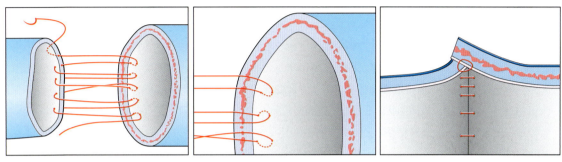

図5 左房の内膜マットレス縫合

⑥肺動脈吻合（PA anastomosis）

肺動脈吻合は肺静脈吻合時のような外翻にこだわる必要はなく，自然な運針で肺動脈壁のアダプテーションは良好に形成される．6-0 Prolene 糸を用いた連続縫合を行うが，肺動脈は肺静脈と異なり脆弱で裂けやすく，特に針穴部分における縫合裂創ができやすいので丁寧な運針が必要になる．肺動脈にはエア抜き孔を残す必要はなく，最後にテフロンカテーテルなどを用いて生食水を内腔にフラッシュし，エア抜きをする．

⑦再灌流・再換気

著者らは先に再灌流を行い，のちに再換気を行う．再灌流にあたっては頭低位をとり，左房鉗子をクランプ状態にしたまま体外循環流量を20%程度落とし，肺動脈鉗子を半開放する．肺動脈から流入した血流が移植肺を灌流し，まもなく肺静脈吻合部のエア抜き孔から噴出する．この際，肺静脈内に残ったエアが完全に流出するまで相当量の血液を噴出させる．完全にエアが除去できたと確信できたらこのエア抜き孔を閉鎖し，左房鉗子クランプを開放する．

麻酔科に経食道エコーで左房内のエアの存在がないことを確認してもらい，肺動脈クランプを完全に開放する．再灌流後しばらくは左房内のエアの存在をモニターし続け，これが否定できたら体位を元に戻す．そのあとに，換気を再開する．

⑧閉胸

肺移植後には PGD（primary graft dysfunction）という現象が起こる．いわゆる虚血後の再灌流障害であり，保存状態が悪い肺の場合はほぼ必発する「肺水腫」の状態である．再灌流直後から発生し，肺は全体に浮腫状となり，気道滲出液が著しく増加する．しばらく（数時間）経過をみると改善してくることも多いため，著者らは移植完了後しばらくは開胸状態のまま観察し，状況の改善を確認してから閉胸する．

この症例は搬送時間（虚血時間）が長く，したがって PGD も強く（Grade 3），しかも大きな肺（over size）であった．このため，閉胸すると移植肺圧迫により酸素化の低下と肺動脈圧の上昇をきたした．このような場合，一定期間（5〜7日ほど）開胸状態のまま人工呼吸管理を続けると PGD が次第に改善するため，エスマルヒ帯を用いて胸壁を仮閉胸し，いったん手術を終えた．

⑨DCC（delayed chest closure）

移植手術から 7 日後，移植肺が PGD から十分に回復したのを見計らって，完全閉胸を行った．

胸腔内感染を起こすこともなくその後は順調に回復した．患者は移植後 1 年で完全社会復帰し，現在フルタイム就労している．

術式の要点

肺移植は，肺全摘を行ったのちに気管支吻合，肺動脈吻合，肺静脈吻合によって移植肺を再建するものであり，およそ呼吸器外科で必要とされる手術技術のほとんどが含まれる．この症例は好酸球性肉芽腫症による高度気腫性肺疾患に対する肺移植であり，二次性肺高血圧を伴ったために両肺移植（両側片肺移植）が行われた．気管支吻合，肺動脈吻合は通常の肺癌拡大手術でも行われるが，肺静脈吻合は肺移植でのみみられる独特なものである．この際には左房筋層が内腔に露出するのを防ぐために「内膜マットレス縫合」が行われている．術後移植肺は高度の虚血再灌流障害をきたし浮腫傾向が大変強かった．このため，移植直後に完全閉胸することができず，一時的に仮閉胸状態として 1 週間後に肺浮腫の軽快を待って完全閉胸が行われている．Delayed Chest Closure と呼ばれる肺移植独特の処置である．

COLUMN

ドナー肺静脈–レシピエント左房の「外翻縫合」は安全か？

本項で紹介している左房の「外翻縫合」は，低圧系である左房の縫合線に血栓を形成させない配慮である．

著者らは 2015 年（18 例目）頃よりこの縫合法を採用しているが，内腔に筋層が露出しないため内側の縫合線は整って見えるが，「全層を拾わない」ために外側の縫合線は少々歪に見える．

懸念されるのは「全層を拾わない」ために縫合部の強度が不足するのではないか？という点であるが，「筋層を深く拾う」ことで強度は担保されると考える．この縫合が『「肺静脈–左房縫合」として妥当であるかどうか？』と，とある高名な心臓外科医に聞いてみたが，「よいとは思えない，この縫い方をするなら外膜–筋層縫合を追加すべき．」との意見をいただいた．しかし現在，多くの肺移植医が左房縫合にはこの運針法を採用していると思う．

E. 肺移植

2. 脳死片肺移植 [➡️▶️動画㉙]

白石武史

術式の概要

前項（II章-E-1「脳死両肺移植」）で述べたように，脳死肺移植は世界的には「両肺移植」が主体であるが，日本ではより多くの患者を救命するために「片肺移植」が脳死肺移植の約半数で実施されている．片肺移植は，残される対側自己肺の機能によっては補助体外循環を併用することなく実施が可能であり，両肺移植に比較して安全に実施可能である．しかし，移植後に残存自己肺が感染や原病の進行に伴う様々な合併症を併発することが多い（II章-H-2「アスペルギルス症に対する肺全摘・大網充填」参照）．これらの問題点は時に致命的となることもあり，これが近年の「両肺移植偏重」の理由でもある．

外科技術的には「両肺移植」がclamshellアプローチによる大きな前方視野で実施されるのに対し，「片肺移植」は開口面積の狭い後側方開胸で実施される．しかも肺動静脈・気管支の吻合は術野の最深部で行われるため，諸吻合の操作は片肺移植のほうが難しい．特に，肺線維症レシピエントのように胸郭体積が著しく縮小しているような場合は猶更である．この項ではリンパ脈管筋腫症（lymphangioleiomyomatosis：LAM）患者への右片肺移植術を供覧する．

症例

42歳女性．LAMによる重症の閉塞性呼吸不全．肺は全体にびまん性の薄壁空洞で満たされており，高度の気腫性変化を示している．腹部にも大動脈周囲にリンパ管腫症の広がりが観察される（図1）．34歳時に発症し，40歳時に脳死肺移植登録，およそ2年の待機を経て肺移植の機会を得た．

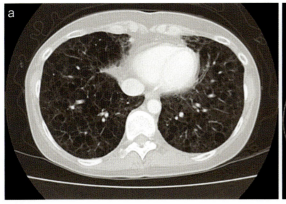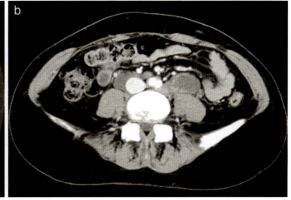

図1 術前CT
a：胸部CT像．境界明瞭な薄壁を有する囊胞が両側性，上〜下肺野にびまん性に認められる．
b：腹部CT像．後腹膜〜骨盤腔のリンパ節腫大（lymphangioleiomyoma）を認める．

▼ 手術手順 ▼
①後側方第5肋間開胸と肺門剥離 →②肺門のトリミング〜各吻合：1）気管支吻合，2）肺静脈吻合，3）肺動脈吻合，4）再灌流・再換気

①後側方第5肋間開胸と肺門剝離

　第5肋間後側方開胸でアプローチする．開胸が終了した時点から動画がスタートしているが，高度の肺気腫をきたしたLAM肺が確認できる．この症例はほとんど癒着を伴っていないが，LAMはしばしば気胸を繰り返すため癒着療法を受けている場合があり，その場合は高度な胸膜癒着をきたしている．肺門剝離は肺癌に対する肺全摘とほぼ同様であるが，肺移植では深部で肺動静脈をクランプする必要があるために心囊は最終的に大きく開放する．

　肺動脈・肺静脈を剝離テーピングしたら，補助体外循環の必要性を判断するために術側肺動脈遮断試験を実施する．著者らは，肺動脈遮断時に（1）収縮期肺動脈圧＞65 mmHg，（2）動脈血 pH＜7.2，（3）低酸素または循環の不安定化，を生じた場合は補助循環下（V-A ECMO：extracorporeal membrane oxygenation）の移植とするようにしている．この症例の場合，上記いずれの条件にも当てはまらなかったため補助循環を用いない肺移植（off-pump肺移植）が可能と判断された．ドナー肺の到着を待って，肺動脈，肺静脈，そして最後に気管支が切断され，肺全摘が完了する．

②肺門のトリミング〜各吻合

　肺動静脈を十分に深部まで剝離する．右側の場合，肺動脈は上大静脈から剝離して深部へ追跡することで十分な深さまで到達し，遮断が可能である．肺静脈は右房が左房の前方に接続するために十分な鉗子距離をとれないことがある．その場合はinteratrial groove（心房間溝）を剝離して左房壁を授動・延長する必要がある（この部分の動画は脳死片肺移植の別の症例の画像を挿入してある）．この部分は左房壁として構造的に大変もろいので剝離には十分に注意する．右主気管支も授動が必要ではあるが，周囲組織からの気管支動脈血流を維持することが大切なので，吻合に必要な最低限の授動にとどめる．

　1）**気管支吻合**：基本的に膜様部は，4-0 Prolene糸で連続縫合，軟骨部は4-0 PDS糸で結節縫合する．この症例の場合，両断端のアダプテーションが良好であったため，全周を連続縫合で吻合している（図2）．前壁の縫合に移ってからは縫合の流れを紹介するために5倍速で動画を紹介している．

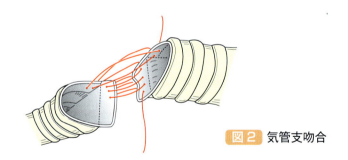

図2 気管支吻合

　2）**肺静脈吻合**：吻合操作の解説は，Ⅱ章-E-1「脳死両肺移植」の解説を参照いただきたい．5-0 Prolene糸を用いて後壁→前壁に順で縫合されている．後側方開胸のために吻合視野が「両肺移植」の場合より狭いのがおわかりいただけると思う．吻合終了時には前壁の縫合線を一部縫い残しておき，再灌流時のエア抜きに用いる．

　3）**肺動脈吻合**：吻合操作の解説は，Ⅱ章-E-1「脳死両肺移植」の解説を参照いただきたい．6-0 Prolene糸を用いて後壁→前壁に順で縫合されている．

　4）**再灌流・再換気**：肺動脈鉗子を半開放する．肺動脈から流入した血流が移植肺を還流し，まもなく肺静脈吻合部のエア抜き孔から噴出する．この際，肺静脈内に残ったエアが完全に流出するまで相当量の血液を噴出させる．そのあとに再換気を開始している．

　患者は良好な呼吸機能を享受し，社会復帰した．

術式の要点

　LAM に対する脳死片肺移植（右）を紹介した．この症例は，対側（非移植側）を用いた分離肺麻酔が可能であったため，off-pump の肺移植となっている．

II. 各論

F. 胸腔鏡・ロボット手術

F．胸腔鏡・ロボット手術

1．胸腔鏡下肺葉切除術 [→ 動画㉚]

山下眞一

術式の概要

　1990年代のはじめより胸腔鏡手術（video-assisted thoracoscopic surgery：VATS）による肺癌手術が行われるようになり，今日では肺癌手術の約7割がVATSで行われているのが現状である．適応は多くの施設でステージ I までとしている．VATSには直視下手術を併用する胸腔鏡補助下とモニター視のみで行う完全鏡視下（complete VATS）の2種類があるが，ここでは完全鏡視下手術について手術手技を紹介する．

症例

　76歳男性．検診にて右上葉の異常影を指摘され診断および治療目的に紹介となる（図1）．術前診断はついておらず，術中の穿刺吸引細胞診にて診断し，肺癌であれば上葉切除の方針となった．呼吸機能は問題なく予定どおり胸腔鏡手術を行った．

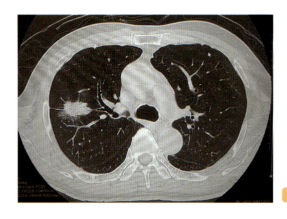

図1 CT

▼ 手術手順 ▼

①ポート挿入 →②右上葉切除：1）縦隔胸膜剥離，2）上肺静脈剥離，3）肺動脈上幹の剥離，4）A^{2}b処理，5）上葉肺静脈処理，肺動脈上幹処理，6）上葉気管支処理 →③上縦隔リンパ節郭清

①ポート挿入

　術者は患側の左右にかかわらず右側に立ち，助手は左側に立つのを原則とする．胸腔鏡用の第1ポート（12 mm）は上葉，下葉ともに第8肋間中腋窩線に挿入する．右肺手術の際は術者用のポートを第5肋間聴診三角（5 mm），および第7肋間後腋窩線（5 mm）に挿入する．助手は第4肋間鎖骨中線（10 mm）および第7肋間前腋窩線（12 mm）にポートを挿入する（図2）．

　左肺の場合術者は第4肋間鎖骨中線（5 mm）および第6肋間前腋窩線（12 mm），助手は第5肋間聴診三角（5 mm），および第7肋間後腋窩線（5 mm）に挿入する．

　通常著者らは5ポートで行うことが多いが，3ポートと1アクセスウィンドウや1ポート2ウィンドウなど施設によりアプローチはまちまちである．また，見上げ視野でなく対面倒立画像で手術する方法もありアプローチに関しては一定の基準がないのが現状である．

　モニターを患者頭側に配置し，すべて見上げの視野で同一画像を共有しながら手術を進めることとなる．

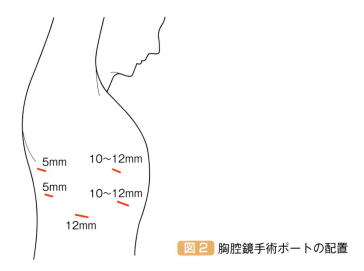

図2 胸腔鏡手術ポートの配置

②右上葉切除

1）**縦隔胸膜剝離**：胸腔内を観察したあと，癒着，不全分葉の程度を把握する．まず助手はリンパ節鉗子またはDeBakey型の鑷子にて肺を背側に牽引し肺門を展開する．助手も2ポート使用可能であるためコダマ式吸引器にて吸引しながら視野展開を補助するように努める．術者は左手に胸腔鏡用鑷子(Scanlan社製)を持ち縦隔胸膜を牽引しながら，右手のHarmonic®にて縦隔胸膜を切開していく．頭側は奇静脈弓の下端まで尾側は中下葉の境界まで剝離を進めておく．

> **ポイント** 膜を把持しながら一層ずつHarmonic®で切開してもよいが，コットンにて鈍的剝離でも炎症のない場合は容易に剝離可能である．この際，細かな分枝がみられることがあるので損傷しないように近接の視野で行うとよい．

2）**上肺静脈剝離**：次いで上肺静脈の血管鞘を剝離していくが，上肺静脈の剝離は上葉支と中葉支の分岐を確認したうえでステープラーでの切断が可能な長さを十分に露出する．上葉支の背側には肺動脈が走行するので上葉支を牽引しながら裏面の剝離を鋭的，鈍的に剝離を進める．見上げの視野ではこの際に肺静脈の裏面が確認できるため有用である．上葉支の頭側の剝離を進めるとそのさらに頭側に肺動脈上幹が透見できるため，肺静脈と同様の操作で一層ずつ血管鞘の剝離を行う．

> **ポイント** この際，中間肺動脈幹と上幹の間にはリンパ節が存在することが多いので上幹切断のためにあらかじめリンパ節を摘出しておいたほうがやりやすい．

3）**肺動脈上幹の剝離**：上幹肺動脈の裏面も十分に牽引しながら剝離を行い弱弯の鉗子が通るスペースの剝離が終わったら，次いで肺静脈上葉支も同様にトンネリングを行いいつでも切断できるようにしておく．

> **ポイント** 不全分葉のない場合はこの時点で肺静脈上葉支，動脈上幹の順にステープラーで切断して葉間肺動脈の剝離に移ってもよいが，不全分葉のある症例では先に肺静脈を処理するとうっ血して葉間剝離の際にoozingが多くなるので後回しにすることが多い．

4）**A²b処理**：葉間の剝離を行い肺動脈を露出する．分葉が良好な場合は下葉肺動脈および中葉肺動脈の同定後頭側に血管鞘の剝離を進めると容易に上行肺動脈A²bが確認できる．A²bの大きさは様々であるが，切断するための十分な距離を確保することが困難なこともある．また，葉間リンパ節#11Sを先に摘出すると距離が確保できる．上葉を頭側に牽引しながらA²bの剝離を行い直角鉗子を通して結紮を行う．結紮は成毛式糸送り器またはノットプッシャーを用いて結紮するが，糸を濡らしておくと滑りがよく結紮が容易になる．末梢側はHarmonic®によって切断する（図3）．

5）**上葉肺静脈処理，肺動脈上幹処理**：再度肺門前面に戻り先ほど確保しておいた肺静脈上葉支を2-0絹糸にてテーピングを行いステープラーにて切断する（図4）．同様に肺動脈上幹にテーピングを行いステープラーに

Ⅱ．各論／F．胸腔鏡・ロボット手術

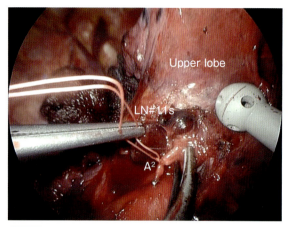

図3　葉間からのA²の処理

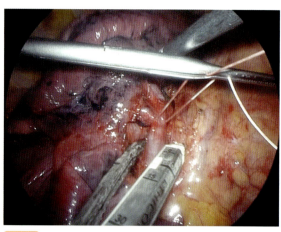

図4　上葉肺静脈の切断

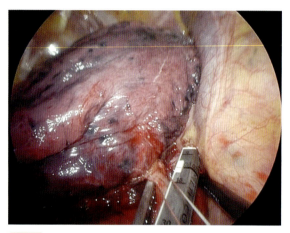

図5　肺動脈上幹の切断

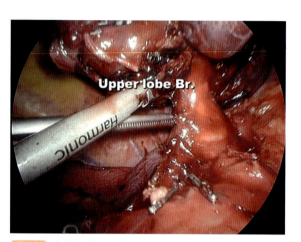

図6　上葉気管支処理

て切断する（図5）．

　6）上葉気管支処理：再度上葉を腹側に牽引しながら上葉気管支背側の剥離をHarmonic®にて進めていく．また，上葉を尾側に牽引することにより見上げ視野で不利な気管支の頭側の視野確保が容易になり，気管支全周の剥離が可能となる．葉間リンパ節#11Sを気管支に付けるようにしながら気管支を背側から腹側にトンネリングし気管支前面の剥離を進める．

> **ポイント**　上中葉間は不全分葉のことが多いので気管支の剥離の前に上中葉間をステープラーにて葉間形成を先に行ったあとに気管支周囲の剥離を行うほうが容易であるが，ここでは先に気管支周囲の剥離を行っている．この操作は完全不分葉の際のfissureless techniqueの際に有用である．

　最後に気管支をステープラーにより切断し上葉切除を完遂する（図6）．ステープリングの際は気管支断端が長く残らないよう，また短か過ぎて緊張がかかり過ぎないよう適切な長さ，および上葉牽引によって切断部位を調整する．

③上縦隔リンパ節郭清

　1）肺をバッグに入れて摘出したあとは郭清に移る．まずHarmonic®にて縦隔胸膜を切開するが，奇静脈弓から頭側に向けて切開を進めていく．頭側は右腕頭動静脈下縁，背側は気管背側，腹側は上大静脈後縁，深部縁は気管左側，および下縁は気管気管支角までの範囲とし，European Society of Thoracic Surgeons（ESTS）の定義に従って*en bloc*郭清を基本とする．奇静脈弓下をいったん剥離したあと，上大静脈に沿って脂肪織をHarmonic®にて剥離していく．この際，脂肪織内に入らなければ層を認識しながら剥離が可能である．右腕頭静脈下縁を静脈分枝を切離しながら剥離を背側に進めるが，左腕頭静脈（無名静脈）を確認し損傷しないよう注意する．

> **ポイント** いったん気管右壁を確認後，迷走神経背側を剥離して右反回神経を確認しておく．これは右鎖骨下動脈および最上気管右壁周囲の郭清の際，牽引し過ぎることによる反回神経損傷を防ぐ意味で重要である．迷走神経はテーピングすると操作が容易であるが，本症例では行っていない．

2）迷走神経および交感神経の分枝からなる cervical cardiac nerve をクリップしながら Harmonic®で切離して右鎖骨下動脈よりリンパ節を下方に向けて郭清していく．鎖骨下動脈から大動脈および気管前面の組織を尾側へと剥離しながら郭清を進めていく．

3）最後に奇静脈弓下から気管前面を頭側に向けて剥離しながら＃2R＋4R のリンパ節を一塊として摘出する（図7）．

> **ポイント** この操作ではリンパ節および脂肪織を牽引し過ぎると上大静脈背側の心膜を損傷し，心嚢液が流出することがあるので注意を要する．また，微小なリンパ管が存在するので乳び胸予防にクリップするか Harmonic®などで sealing する．

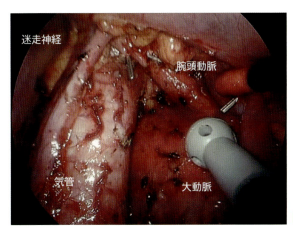

図7 上縦隔郭清終了

④気管分岐下郭清

ND2a-2 を行う際は＃7 リンパ節を郭清したあとに気管気管支心嚢靱帯を切離して気管分岐部前方でリンパ節が残っていないことを確認する．

術式の要点

胸腔鏡手術は多くの施設で様々な工夫をもって行われているが，開胸であったなら再発しなかったであろうと思われる局所再発を避けるべきである．そのためにはリンパ節を破砕することなく *en bloc* に解剖学的な landmark をもってしっかりとした郭清ができない場合，胸腔鏡手術にこだわることなく開胸にコンバートすべきである．

F. 胸腔鏡・ロボット手術

2. 胸腔鏡下肺区域切除術 [→ 動画㉛]

山下眞一

術式の概要

　肺癌に対する標準手術は肺葉切除であり，区域切除は低肺機能症例に対する機能温存の目的で行われることが多い．しかしながら，CT診断が進歩した今日ではすりガラス状陰影（GGN）を呈する早期肺癌が多く認められるようになり，縮小手術としての区域切除も多く行われているのが現状である．区域切除をするうえで最も重要なのは肺葉切除であったなら起こり得なかったであろう局所再発をきたさないことである．そのためには十分な切除断端の確保と肺門，区域間リンパ節の正確な術前，術中の評価である．

　技術的には肺血管，気管支を肺葉切除の際よりも十分に末梢まで剝離を行い，切除される区域および残すべき区域の分枝を正確に判断することが肝要となる．また，通常の区域間切離は区域間静脈に沿って行われるので残存区域がうっ血を起こさないよう静脈の温存も重要となる．肺癌の進展は局所では周囲のリンパ管および静脈系であるので，うっ血をおそれて区域間静脈を温存するのであれば根治性を損なうことにつながりかねない．その場合，温存するべきではないし，そのようなリンパ管，静脈を介して進展するような肺癌に対しては本来区域切除をすべきではないと考える．ここでは胸腔鏡手術（video-assisted thoracoscopic surgery：VATS）で行うべき区域間切離法について提示する．

症例❶ ― 含気虚脱法（切除肺含気による）

　53歳女性．検診にて右下葉および左上葉の異常影を指摘され診断および治療目的に紹介となる（図1）．左上葉の腺癌に対して胸腔鏡下左上葉切除後に右下葉S^6の病変に対してS^6区域切除の方針となった．呼吸機能は問題なく予定どおり胸腔鏡手術を行った．

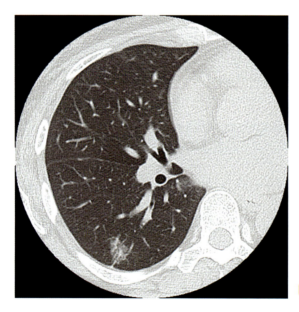

図1 症例①．術前CT

▼ 手術手順 ▼
①含気虚脱ライン作製 → ②区域間切離

①含気虚脱ライン作製

　Kohn 孔を介した側副換気を利用した区域間切離法である．区域気管支を切断したあと，両肺換気により残存区域のみならず切除区域にも Kohn 孔を介して含気が認められるまで加圧してもらう．その後，麻酔医に分離肺換気と患側肺の吸引を依頼し，術野からはコットンにて圧排することにより残存肺の虚脱を促す．気腫肺でなければ容易に虚脱が得られるので区域間切除ラインに電気メスにてマーキングを行っていく（図2）．完全な含気虚脱ラインが認められたところで術者および助手が両方の区域を把持し，牽引をかけながら高出力電気メス（通常 70W）にて区域間切離を行っていく．

> **ポイント**　区域間切離の際両者の牽引が適度であれば焼灼した部位から従来の区域間がきれいに分かれていくので出血はほとんど認めない．また，肺表面から深部に向けて切離を進めていくと肺動静脈の分枝から出血をみるが，これらも電気メスによる焼灼でほとんどが止血可能である．

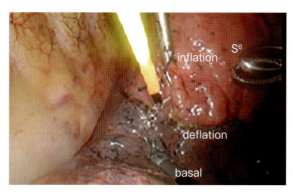

図2　症例①．術中写真

②区域間切離

　肺門部で剝離しておいた区域間肺静脈を末梢に向けて電気メスで剝離を進め，末梢からの切離線と交通してもよいし，一部残った肺実質はステープラーにて切離しても構わない．適切な区域間切離が得られれば気腫肺でなければ気瘻は軽度であり，フィブリン糊と PGA シートで閉鎖可能である（図3）．

> **ポイント**　細気管支を損傷した場合は前述の方法で止めようとせず，必ず縫合すべきであると考える．長期の気瘻とそれに続く膿胸予防のためである．

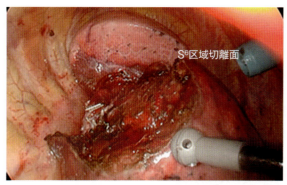

図3　症例①．術中写真

症例❷ — 含気虚脱法（切除肺含気による）

　65歳男性．検診にて右上葉の異常影を指摘され診断および治療目的に紹介となる．他肺葉にも多発 GGN を認めるため縮小手術の方針とした（図4）．術中細胞診にて診断後，肺癌であれば S^2 区域切除の方針となった．呼吸機能は問題なく予定どおり胸腔鏡手術を行った．

Ⅱ．各論／F．胸腔鏡・ロボット手術

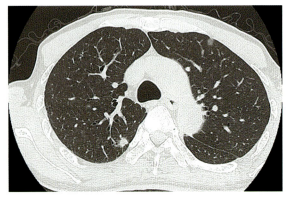

図4 症例②．術前 CT

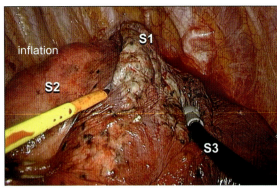

図5 症例②．術中写真

▼ 手術手順 ▼

症例①と同様に，切除肺を含気，残存肺虚脱させる方法ではあるが，側副換気を利用することなく切除気管支断端より空気を注入することにより切除区域のみを膨らませ区域間を同定する方法である（図5）．

ポイント　jet-ventilation やスプレーを用いて加圧する方法も報告されているが，空気塞栓の報告があり使用すべきではないと思われる．区域動脈，区域静脈の両者を空気注入前に処理すれば可能性は極めて低いと考えられるので，圧をかけることなく手動で注入すれば問題はない．しかしながら，区域間切離ラインは症例①より曖昧でありあまり頻用されない．

症例❸ ― 含気虚脱法（切除肺虚脱による）

67歳男性．検診にて左上葉 S^{1+2} の異常影を指摘され診断および治療目的に紹介となる（図6）．未確定診断の GGN であり，診断と治療の目的で左上区域切除の方針となった．呼吸機能は問題なく予定どおり胸腔鏡手術を行った．

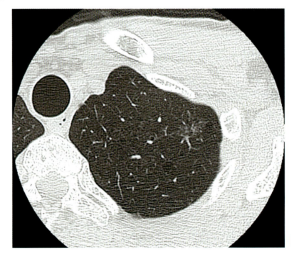

図6 症例③．術前 CT

▼ 手術手順 ▼

症例①とは逆の方法で切除する区域の気管支をステープラーであらかじめ切断するか鉗子で遮断し，麻酔医に圧を上げない状態（15cmH$_2$O 程度）で加圧してもらい残存区域に含気を行う．しかしながら，この方法は症例①，症例②ほどの明らかな区域間の境界がはっきりしないため頻用されない．

症例❹ — 色素法

65歳女性．検診にて左下葉 S^6 の異常影を指摘され診断および治療目的に紹介となる（図7）．未確定診断のGGN であり診断と治療の目的で左 S^6 域切除を施行した．

▼ 手術手順 ▼

インドシアニングリーン（以下 ICG）が用いられ，近赤外光による蛍光観察によって区域間を同定する方法である．ICG は肝切除の際の区域同定に用いられていたが，肺に応用することにより切除ラインの設定が容易になった．肺門処理により切除予定の区域肺動脈を切断したあとに ICG 5mg/mL を 2〜3mL 静脈内投与すると残存区域には血流により ICG が蛍光を発するのが観察されるが，動脈血流のない切除区域は蛍光を発することなく識別が可能である．近赤外光とフィルターおよび観察のためのフィルターの切り替え機能を備えた胸腔鏡システムが各社から提供されており，これらを利用しながら区域間切離ラインを電気メスでマーキングしながら切除を行う（図8）．ICG は数分後から wash out され，次第に蛍光観察できなくなること，ヨードアレルギーのある症例には使用できないことなどの問題点は残るが現在では最も容易な区域間同定法であるといえよう．

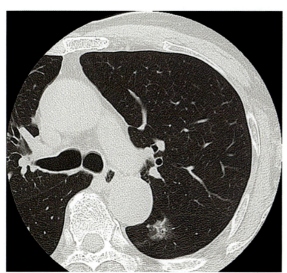

図7 症例④．術前 CT

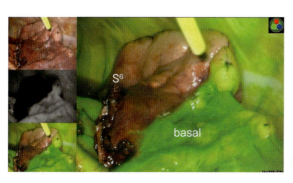

図8 症例④．術中写真

Ⅱ. 各論／F. 胸腔鏡・ロボット手術

症例❺ — 色素法

58歳女性．乳癌術後フォローCTで左下葉S^8の結節影を指摘され転移または原発性肺癌の診断で左S^8区域切除を施行した（図9）．

▼ 手術手順 ▼

近赤外線観察カメラがなくとも直接切断した気管支内に色素を注入することにより区域間の同定も可能である（図10）．

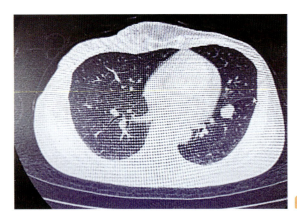

図9 症例⑤．術前CT

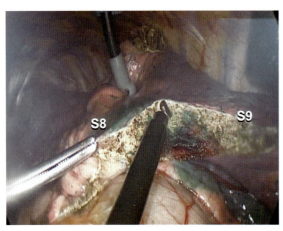

図10 症例⑤．術中写真

術式の要点

区域切除のポイントは術前の正確な解剖学的位置の把握とプランニング，術中の区域間の同定および切離法である．いずれの方法も長所，短所があるのでそれらをしっかりと把握したうえで手術を行うことが重要である．肺癌に対する区域切除で最も重要なことは肺葉切除を行っていたなら再発しなかったであろうと思われる局所再発起こしてはならないということである．そのためには胸腔鏡手術にこだわることなく，小開胸あるいは通常開胸へコンバートする決断が必要である．

F. 胸腔鏡・ロボット手術

3. 単孔式胸腔鏡下肺葉切除術 [⇒▶動画㉜]

山下眞一

術式の概要

多くの施設で胸腔鏡手術（video-assisted thoracoscopic surgery：VATS）による肺癌手術が行われるようになり，今日では肺癌手術の約7割がVATSで行われている．VATSは施設により2窓法，3ポート，4ポート，および5ポートなど様々な工夫とともに発展してきた．一方，アジアおよびヨーロッパの一部の地域においては単孔式VATS（single port VATS）が行われ，本項では単孔式右肺上葉切除について手術手技を紹介する．

症例

81歳女性．検診にて右上葉の異常影（GGN）を指摘されフォローされていたが増大するため診断および治療目的に入院となる（図1）．5年間のフォローで軽度増大しているが，確定診断はついていない．腫瘍は上葉 S^1 の深部にあり，部分切除または針生検も困難なため，十分なインフォームドコンセントのもと，上葉切除を行って診断および治療を行うこととした．

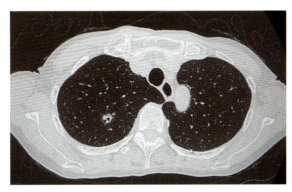

図1 術前CT

▼ 手術手順 ▼
①ポート挿入　→②右上葉切除：1）肺門剥離，2）肺動脈幹剥離，3）上肺静脈剥離，4）葉門剥離と A^2b 切断，5）肺静脈上葉支と上幹切断，6）気管支切断　→③上縦隔リンパ節郭清：1）腹側から頭側への剥離，2）背側から尾側への剥離　→④気管分岐下郭清　→⑤ドレーン挿入

①ポート挿入

術者は患側の左右にかかわらず右側に立ち，助手は左側に立つのを原則とする．胸腔鏡用および操作用のポートとして第4肋間前腋窩線に4cmの大きさで切開を行う（図2）．

導入当初は第5または第6肋間において行っていたが，第4肋間で見下ろすようにしたほうが使い勝手がよい．創保護はウーンドリトラクター®（S）を用いている．X-gate®を用いて行ってもよい（図3）．

モニターを患者頭側に配置し，見上げの視野で同一画像を共有しながら手術を進めることとなる（図4）．

Ⅱ. 各論／F. 胸腔鏡・ロボット手術

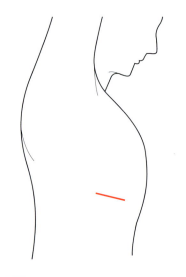

図2 single port（4cm）の位置

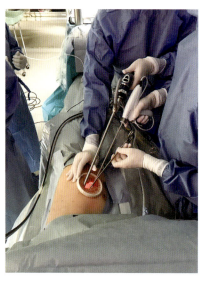

図3 ウーンドリトラクター®（S）を用いた単孔式手術

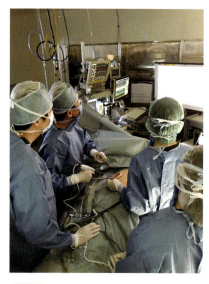

図4 術中の外観

②右上葉切除

ポイント 5mmの胸腔鏡が鉗子やステープラーとの干渉を避けるうえで有用である．上海肺科医院では弯曲の強い鉗子や吸引嘴管を使用しているが，著者らは通常の器械のみで手術を行う．

1）肺門剝離：まず術者は左手で吸引し管を持ち肺を背側に圧排し肺門を展開する．助手はコットンにて中葉を尾側に圧排しながら視野展開を補助するように努める．術者は右手のフック型電気メスおよびHarmonic®にて縦隔胸膜を切開していく．頭側は奇静脈弓の下端まで尾側は中下葉の境界まで剝離を進めておく．次いで上肺静脈の血管鞘を剝離していくが，これは膜を把持しながら一層ずつHarmonic®で切開してもよいが，コットンにて鈍的剝離でも炎症のない場合は容易に剝離可能である．

ポイント この際，細かな分枝がみられることがあるので損傷しないように近接の視野で行うとよい．上肺静脈の剝離は上葉支と中葉支の分岐を確認したうえでステープラーでの切断が可能な長さを十分に露出する．

2）肺動脈幹剝離：上葉支の頭側の剝離を進めるとそのさらに頭側に肺動脈上幹が透見できるため，肺静脈と同様の操作で一層ずつ血管鞘の剝離を行う．

ポイント この際，中間肺動脈幹と上幹の間にはリンパ節が存在することが多いので上幹切断のためにあらかじめリンパ節を摘出しておいたほうがやりやすい．

3）上肺静脈剝離：上幹肺動脈の裏面も十分に牽引しながら剝離を行い弱弯の鉗子が通るスペースの剝離が終わったら次いで肺静脈上葉支も同様にトンネリングを行いいつでも切断できるようにしておく．不全分葉のない場合はこの時点で肺静脈上葉支，肺動脈上幹の順にステープラーで切断して葉間肺動脈の剝離に移ってもよいが，不全分葉のある症例では先に肺静脈を処理するとうっ血して葉間剝離の際にoozingが多くなるので後回しにすることが多い．

4）葉門剝離とA^2b切断：フック型電気メスにて葉間の剝離を行い肺動脈を露出する．助手はリンパ節鉗子にて上葉を把持し背側に牽引する．分葉が良好な場合は下葉肺動脈および中葉肺動脈の同定後頭側に血管鞘の剝離を進めると容易に上行肺動脈A^2bが確認できる．A^2bの大きさは様々であるが，切断するための十分な距離を確保することが困難なこともある．また，葉間リンパ節＃11Sを先に摘出すると距離が確保できる．上葉を助手が腹側に牽引しながら上葉気管支背側の剝離をHarmonic®にて進めていく．上葉を頭側に牽引しながらA^2bの剝離を行い直角鉗子を通して結紮を行う．

110

> **ポイント** 結紮は成毛式糸送り器またはノットプッシャーを用いて結紮するが，糸を濡らしておくと滑りがよく結紮が容易になる．末梢側はHarmonic®によって切断する．

5）**肺静脈上葉支と上幹切断**：再度肺門前面に戻り先ほど確保しておいた肺静脈上葉支をステープラーにて切断する．同様に肺動脈上幹をステープラーにて切断する．

> **ポイント** 通常の多孔式VATSのように2-0絹糸にてテーピングを行うとステープラー挿入時に干渉し危険なのでテーピングは行わない．

6）**気管支切断**：単孔の位置が前方にあるため腹側より葉間リンパ節#11Sを気管支に付けるようにしながら上葉気管支前面の剝離を進める．上中葉間は不全分葉のことが多いので気管支の剝離の前に上中葉間をステープラーにて葉間形成を先に行ったあとに気管支周囲の剝離を行うほうが容易であるが，ここでは先に気管支周囲の剝離を行っている．

気管支をステープラーに切断する．最後に上中葉間の不全分葉をステープラーにて切断し上葉肺を摘出する．

> **ポイント** ステープリングの際は気管支断端が長く残らないよう，また短過ぎて緊張がかかり過ぎないよう適切な長さ，および上葉牽引によって切断部位を調整する．

③上縦隔リンパ節郭清

1）**腹側から頭側への剝離**：肺をバッグに入れて摘出したあとは郭清に移る．まずHarmonic®にて縦隔胸膜を切開するが，奇静脈弓から頭側に向けて切開を進めていく．頭側は右腕頭動静脈下縁，背側は気管背側，腹側は上大静脈後縁，深部縁は気管左側，および下縁は気管気管支角までの範囲とし，ESTSの定義に従って *en bloc* 郭清を基本とする．奇静脈弓下をいったん剝離したあと上大静脈に沿って脂肪織をHarmonic®にて剝離していく．この際，脂肪織内に入らなければ層を認識しながら剝離可能である．右腕頭静脈下縁を静脈分枝を切離しながら剝離を背側に進めるが，左腕頭静脈を確認し損傷しないよう注意する．いったん気管右壁を確認後，迷走神経背側を剝離して右反回神経を確認しておく．

> **ポイント** これは右鎖骨下動脈および最上気管右壁周囲の郭清の際，牽引し過ぎることによる反回神経損傷を防ぐ意味で重要である．迷走神経はテーピングすると操作が容易であるが，本症例では行っていない．

2）**背側から尾側への剝離**：迷走神経および交感神経の分枝からなるcervical cardiac nerveをクリップしながらHarmonic®で切離して右鎖骨下動脈よりリンパ節を下方に向けて郭清していく．鎖骨下動脈から大動脈および気管前面の組織を尾側へと剝離しながら郭清を進めていく．最後に奇静脈弓下から気管前面を頭側に向けて剝離しながら#2R+4Rのリンパ節を一塊として摘出する．

> **ポイント** この操作ではリンパ節および脂肪織を牽引し過ぎると上大静脈背側の心膜を損傷し，心囊液が流出することがあるので注意を要する．また，微小なリンパ管が存在するので乳び胸予防にクリップするかHarmonic®などでsealingする．

④気管分岐下郭清（ビデオでは示さない）

気管分岐下郭清（ND2a-2）を行う際は#7リンパ節を郭清したあとに気管気管支心囊靱帯を切離して気管分岐部前方でリンパ節が残っていないことを確認する．

⑤ドレーン挿入

ドレーンは同一創から挿入するが，1肋間上に新たに挿入する（図5）．

術式の要点

単孔式胸腔鏡手術は従来の多孔式手術と比較して痛みが少なく，整容性も優れているといわれている（図6）

II. 各論／F. 胸腔鏡・ロボット手術

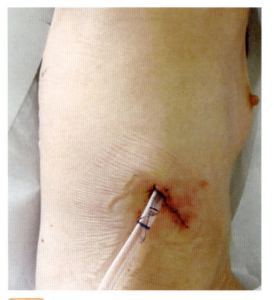

図5 ドレーン

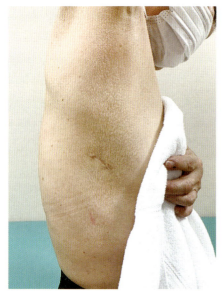

図6 術後創

が，術者のストレスは多大なものがあると思われる．これらを改善するための器具の開発やより細径で高精度の内視鏡システムの開発などが待たれるところである．

COLUMN

手術の全体的なポイント

　単孔式手術は同一でかつ限られた視軸と操作軸により通常のVATSと同じ操作を進めていく手術である．最も注意を要すのは血管処理の際ステープラーを進め切断する操作である．特に4肋間からの操作ではステープラーの進入角度が血管に対して鋭角となるため角度の調整できるステープラーが必要である．もうひとつのポイントは肺をうまく牽引することにより角度を調整して安全にステープラーを挿入することである．

F．胸腔鏡・ロボット手術

4．ロボット手術（縦隔腫瘍摘出術）

岩﨑昭憲

術式の概要

　低侵襲の手術のひとつにロボット手術があり，現在のところ da Vinci Surgical System の普及が始まりつつある．呼吸器外科領域では肺癌とともに，縦隔腫瘍も保険診療が承認され，良性，悪性ともに適応になる．重症筋無力症に合併した胸腺腫や非浸潤胸腺腫，神経原性腫瘍などがロボット手術のよい適応とされている．前者の場合は，いくつかのアプローチが報告されているが，著者らは仰臥位で右側から行っている．部屋のレイアウトは，Patient Cart を患者の左頭側からロールインするので肺癌とは異なる（図1）．また，CO_2 送気で胸腔内を陽圧にし，縦隔を対側へ shift させて作業スペースを広げることで操作性をよくしている．この場合には，循環動態の変動にも注意を払う．本項では胸腺腫を合併した重症筋無力症の手術と比較的容易である神経原性腫瘍について解説する．

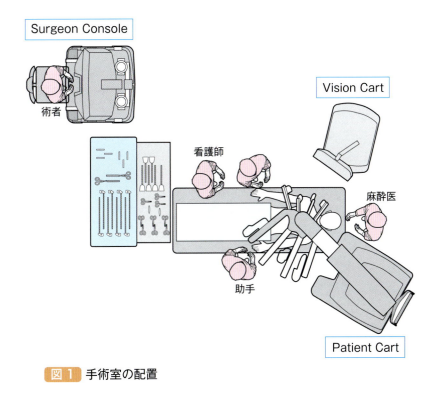

図1　手術室の配置

症例❶　[→ 動画㉝]

　67歳女性．眼筋型の重症筋無力症の診断（Osserman ⅡA），CT で胸腺腫を指摘されている（図2）．抗 Ach-R 抗体 18.8 nmol/L．

　▼ 手術手順 ▼
　①鉗子の選択　→②ポート作製　→③ロールイン　→④胸腺・胸腺腫摘出

Ⅱ. 各論／F. 胸腔鏡・ロボット手術

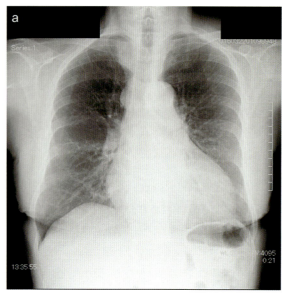
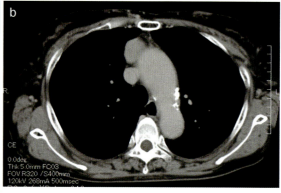

図2 症例①．胸部X線（a），CT（b）

①鉗子の選択

　左手はフェネストレイテッドバイポーラ（左アーム）とラージニードルは結紮のみ（左アーム），右手はモノポーラ型スパチュラとメリーランドバイポーラ（右アーム）を選択する．

②ポート作製

　ロボット用：右第3肋間前腋窩線上に左手用，7肋間前腋窩線上に右手用，第5肋間前腋窩線上にカメラ用を作製．助手用：第6肋間中腋窩線上に作製（図3）．

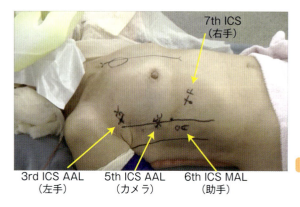

図3 症例①．ポートの位置
ICS：肋間，AAL：前腋窩線，MAL：中腋窩線

③ロールイン

　ロールインは患者の左頭側から行い，ロボットアームを専用ポートに装着する．

④胸腺・胸腺腫摘出

　腫瘍の位置を確認し，心膜周囲脂肪織から胸腺の剝離を始めて横隔神経の内側で胸腺右葉を遊離させる．右内胸静脈を指標にして胸壁との境界部の操作を行う．頭側は腕頭静脈を確認しながら，胸腺組織を剝離．途中，右上極胸腺の剝離をしっかり行うため，上大静脈から内胸静脈への分岐部で内胸静脈を結紮し末梢側をエネルギーデバイスで切離（視野の妨げにならなければ残すことも可能）．剝離を進め，腕頭静脈より3本胸腺静脈を認め，それぞれLiga Sure®で切離を行う．

　左側に剝離を進め，左側の胸膜を確認．左開胸はせずに手術を進める．この症例ではロボットの拡大視と繊細な動作により上手に胸膜を残すことができた（CO_2送気では，左胸膜がオープンされるとCO_2が左胸腔内に

114

流入し左肺の圧排で酸素化や循環への影響もある）．左上極から尾側方向にかけて胸腺組織を心膜から剥離を進め摘出を行い回収バッグへ収納し手術を終了．

da Vinci をロールアウト，28Fr chest tube を挿入し閉創．コンソール時間 210 分，出血 60 mL，3 病日に退院した．

重症筋無力症合併の胸腺腫では，拡大胸腺＋胸腺腫の摘出を行うが，特に腕頭静脈より頭側操作が困難である．しかし，広範な胸腺摘出を行わない縦隔腫瘍では，ロボット手術は比較的容易な手技となる．参照に神経由来の腫瘍症例を症例②として提示しておく．視野や操作性においてロボットの有用性が生かされた手術といえる．

症例❷　［→ 動画㉞］

16 歳男性．健康診断で指摘を受けた異常陰影の CT 検査で 6×3cm の後縦隔腫瘍を指摘されている（図 4）．

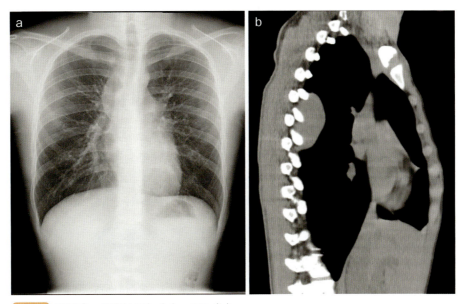

図4　症例②．胸部 X 線（a），CT（b）

▼ 手術手順 ▼
①鉗子の選択　→②ポート作製　→③ロールイン　→④腫瘍摘出

①鉗子の選択
左手はフェネストレイテッドバイポーラ（左アーム）と，右手はメリーランドバイポーラ（右アーム）を選択する．

②ポート作製
体位は左側臥位とした．ロボット用に第 9 肋間後腋窩線に左手，第 7 肋間中腋窩線にカメラ，第 5 肋間前腋窩線に右手用，第 10 肋間後腋窩線に助手用の合計 4 ヵ所（図 5）．

③ロールイン
ロールインは患者の右頭側から行い，ロボットアームを専用ポートに装着する．

Ⅱ．各論／F．胸腔鏡・ロボット手術

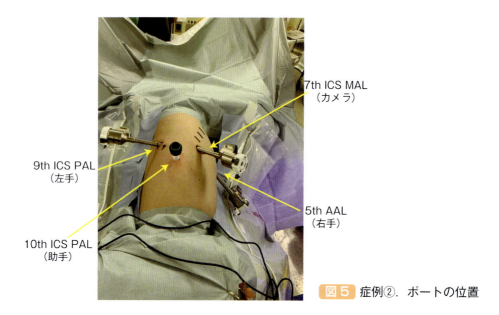

図5 症例②．ポートの位置

④腫瘍摘出

　腫瘍の位置を確認し，まず腫瘍の尾側基部からメリーランド鉗子で腫瘍被膜を切開，これを全周囲にわたり行う．腫瘍と交通する交感神経を露出，尾側の2本をLiga Sure®を用いて切離する．左鉗子で腫瘍の被膜を把持し牽引したり，時には圧排しカウンタートラクションを行いながら，右バイポーラ鉗子で腫瘍裏面の結合織切離を進める．交通する小血管はLiga Sure®で切離を行う．第5肋間神経との交通枝も2本認められたのでこれも切離，腫瘍を頭側まで剥離を行い残った交通する中枢側の交感神経束を切離した．切除した腫瘍を回収バッグへ収納し体外へ摘出．コンソール時間60分，出血10 mL，4病日に退院した．

術式の要点

　縦隔腫瘍でも前縦隔に発症する胸腺腫が対象になる場合，体位は仰臥位を取るのでポートを入れる範囲は側胸部のみの狭い範囲に制限される．また，重症筋無力症は拡大した胸腺摘出を行う必要があるので，心横隔膜脂肪織から左側の切除を念頭に鉗子操作を容易にする配置が大切である．特に腕頭静脈より頭側の胸腺組織を取り残さないようにするための視野を上手につくるため，必要なら内胸静脈を切離することもある．

　施設によっては，左側からのアプローチを加え両側から手術を行うこともある．症例②のような神経原性腫瘍は，比較的容易に摘出できるのでda Vinciのトレーニングを開始する先生は，まずこのような症例を選択することを勧める．肺癌と異なり縦隔腫瘍の場合は，腫瘍の裏面半分は埋まっており，これを剥離しなければ摘出できない．カウンタートラクションを上手に行いながら剥離を進めることがポイントである．左手鉗子と助手による鉗子支援が手術の容易さを左右する．

F. 胸腔鏡・ロボット手術

5. ロボット手術（肺葉切除術）

岩﨑昭憲

術式の概要

　低侵襲の手術のひとつにロボット手術があり，現在のところ da Vinci Surgical System が普及し始めているので，主にその使用手順を紹介する．適応は基本的には VATS と同じであるが，初期は分葉が良好な右側例を選択するほうがよい．部屋のレイアウトは術者と助手や看護師が互いに意思疎通しやすいように配慮する．配線などにより施設での配置は異なるが，参考に著者らの例を図1に示す．不慮の出血などに備えて Patient Cart の緊急離脱が円滑に実施できるように，連携をしておくことが重要である．ポートはロボットアームに接続し専用の鉗子を装着するので，お互いが干渉しないよう各ポート距離は8cm以上離す必要がある．著者らは，これに加えて出血時に即座に圧迫対応できる助手のアクセスポートを必ず作製している（図2）．

　今回それぞれ右下葉切除と上葉切除の症例を提示しながら解説を行う．

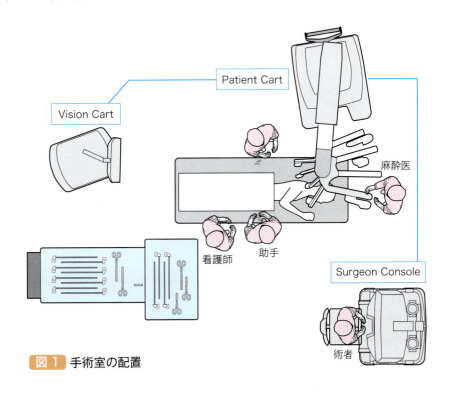

図1 手術室の配置

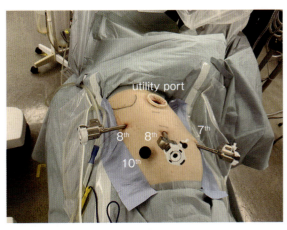

図2 ポートの位置

II. 各論／F. 胸腔鏡・ロボット手術

症例❶　［→動画㉟］

65歳女性．肺癌の診断でcT1N0M0（図3）．

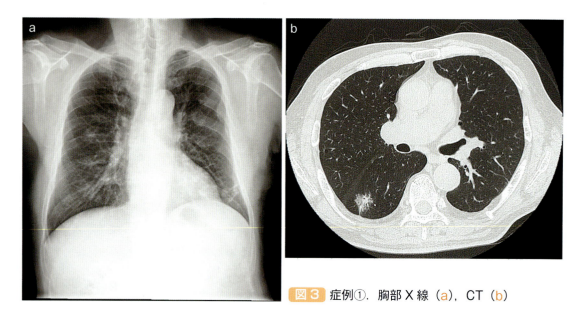

図3　症例①．胸部X線（a），CT（b）

▼ 手術手順 ▼
①鉗子の選択　→②ポート作製　→③ロールイン　→④血管処理までの操作　→⑤血管の処理　→⑥気管支の処理

①鉗子の選択
フェネストレイテッドバイポーラ（左アーム）とメリーランドバイポーラ（右アーム）を選択する．

②ポート作製
ロボット用：第8肋間に2ヵ所（左手，カメラ），第7肋間に1ヵ所（右手）．
助手用：第5肋間前腋窩線上にアクセスポート（mini），第10肋間後腋窩線上に1ヵ所．ロボット専用trocarの深さは，胸腔内にリモートセンターが見える位置とする．

③ロールイン
ロールインは患者の右頭側から行い，ロボットアームを専用trocarに装着する．

④血管処理までの操作
不全分葉部をメリーランドバイポーラで凝固しながら剝離を進め肺動脈に到達する．時々助手側からのLigaSure®でも剝離を行う．A^6と$A^{7〜10}$周囲を露出させる．その後に肺靱帯を切離し，背側の縦隔胸膜に沿って剝離し下肺静脈上縁から上下葉境界部までに達したあとに，前方の下肺静脈周囲の結合織も剝離する．下肺静脈をメリーランド鉗子で分離させ全周を確保する．再び葉間肺動脈の裏面を剝離し，同様にメリーランド鉗子を通し全周を確保する．

⑤血管の処理
血管用自動縫合器（30 white）を用いてA^6と$A^{7〜10}$を各々切離する．著者らは，取り回しの良さからロボット

専用の自動縫合器は用いず，助手が従来型の内視鏡用の血管用縫合器を用いている．下肺静脈も同様に血管用自動縫合器を用いて切離する．

⑥気管支の処理

不全上下葉間に鉗子でトンネルをつくり分離，下葉気管支周囲を露出し，これを自動縫合器で切離し下葉切除を終了．回収用バッグに収納し体外へ取り出す．

下葉気管支周囲のリンパ節を郭清し蒸留水でエアリークテストを行い手術終了．コンソール時間 180 分，出血 30 mL．9 病日に退院した．

動画で見てわかるように，ロボットでの下葉切除はカメラや鉗子が低い位置であるので操作を行う視野は良好である．しかし，上葉切除の場合は，いずれの操作孔からも遠くなるので，縦隔側の上肺静脈上縁や A^{1+3} の肺動脈上縁が見にくい症例もある．したがって VATS とは，異なる手順で行うこともある．次の症例②で提示する．また，左側の場合は走行する大動脈への鉗子接触に注意を払う必要がある．著者らは，左側手術の場合は，ロールインは右と異なり左頭側からとし，助手のアクセスポートを置く術野を広くし見やすくしている．

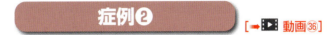

72 歳女性．肺癌の診断で cT1N0M0（図 4）．

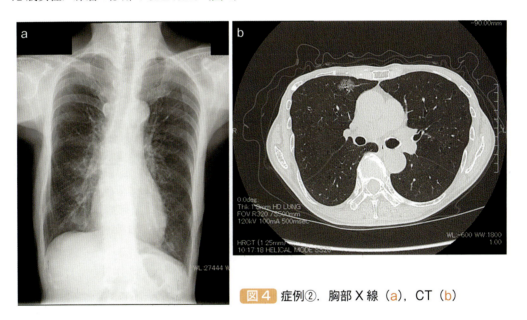

図4 症例②．胸部 X 線（a），CT（b）

▼ 手術手順 ▼
①鉗子の選択　→②ポート作製　→③ロールイン　→④血管処理までの操作　→⑤血管の処理　→⑥気管支の処理

①鉗子の選択，②ポート作製，③ロールイン：症例①と同じ．

④血管処理までの操作

この症例は上中葉と上下葉間の不全分葉があるため，葉間を走行する静脈に沿って剥離を行い葉間肺動脈壁に到達する．背側胸膜を上葉気管支周囲まで切離し，先ほどの葉間剥離部と上下葉不全箇所にトンネルをつくりこれを切離．縦隔側で上肺静脈の血管周囲結合織を剥離し露出させる．続いて上中葉不全部も同様に葉間静

Ⅱ. 各論／F. 胸腔鏡・ロボット手術

脈下縁に沿って剝離を上肺静脈下縁まで進めてトンネルを作製し，この間を自動縫合器で切離する．
　上肺静脈を全周に露出しながら，ある程度肺動脈との境界を分離しておく．上肺静脈上縁から上幹（A^{1+3}）の血管周囲結合織を剝離する．

⑤血管の処理

　内視鏡用の血管用自動縫合器を用いてV^{1+2+3}を一括切離する．上幹（A^{1+3}）の血管周囲結合織の剝離を追加し全周に露出させ，血管用自動縫合器で切離する．

⑥気管支の処理

　上葉肺を頭側へ牽引し気管支動脈はLiga Sure®で凝固．上葉気管支周囲を露出するため壁から結合織とリンパ節をともに除き，これを自動縫合器で切離し上葉切除を終了．回収用バッグに収納し体外へ取り出す．
　上葉気管支周囲のリンパ節を郭清し蒸留水でエアリークテストを行い手術終了．コンソール時間210分，出血20 mL．7病日に退院した．

術式の要点

　対象となる肺癌の部位別に，配置やポートアクセスを工夫することが手術操作の取り回しをよくし安全性にも役立つと考えている．術前によくシミュレーションを行って手術に臨むことが大切である．ロボット肺癌手術の場合は，分葉のよいものを選ぶことや，予期せぬ出血にも対応できる習熟した助手が必要である．現在のところ，鉗子の消耗品としての保険加算がないので，高額の鉗子の種類を多用すると経済的負担も増すことになる．右手鉗子はモノポーラ型スパチュラかバイポーラ型メリーランドが愛用されているが，術者の手術スタイルに応じて，どちらかを選択することを勧める．

COLUMN

ロボット専用器具

　本文で述べたが，ロボット支援手術に取り組み慣れるまでは，なるべく使用するロボット専用器具は単純にしておくほうがよい．安全の確保や費用も少なくできる．しかし次第に症例経験も増えるとともに，機器の取り回しの余裕が出てくる．そこで3rdアーム使用によるカウンタートラクションをかけることや，メリーランドバイポーラからスパチュラ鉗子に切り替えることで，効率が上がり手術時間も早くなる．またロボット仕様の自動縫合器も仕様できるようになる．これら一連の様子を動画で紹介する［➡▶動画㊲］．

II. 各論

G. 難治性感染性肺疾患

各論

1. 慢性有瘻性膿胸の二期的手術（閉窓術） [▶動画㊳]

岡林　寛

術式の概要

　肺切除後の気管支瘻や肺瘻を原因とし，感染性 space を伴う有瘻性膿胸は時に致命的ともなる厄介な合併症である．術後早期の発症の場合は，胸腔ドレナージや気管支内治療で改善することもあるが，肺内への aspiration で呼吸状態が悪化する際には追加切除や開窓術が必要となる．一方，晩期に発症した有瘻性膿胸は，壁の厚い膿胸 space を伴い胸腔ドレナージ主体の保存的治療では対処できず，開窓術にいたるケースが大半を占める．開窓による効果的なドレナージにより space の浄化が得られたあとに，様々な生体材料を用いる充填術や胸郭成形術を行い閉窓にいたる．ここに提示する症例は，肺アスペルギルス症に対する右上葉切除後3年目に診断された有瘻性膿胸である．右腋窩前方部に開窓術が施行され約半年経過した時点での，有茎大網弁，広背筋弁，大胸筋弁による膿胸腔充填術を供覧する．space はかなり大きかったので，筋肉量を増大させるための術前3ヵ月間の重点的な筋トレの成果が表れたケースである．

COLUMN

No space—no problem

　これは，様々な合併症の原因となりうる space（死腔）を遺残させるなという呼吸器外科の古典的 golden rule である．急性膿胸に対する適切なドレナージや搔爬術，慢性膿胸に対する醸膿胸膜・胼胝切除術，充填術，胸郭成形術などを連想するのが一般的であるが，著者ら呼吸器外科医の基本手技である肺切除術後の空気漏れ対策や胸腔ドレーンの留置もひとつの space 対策である．間接的には，喀痰吸引や呼吸器リハビリテーションもまたこの space 対策につながっている．のばせるものはのばし，つめられるものはつめ，おとさなくてはならないときはおとす，これが rule 遵守の基本．

症例

　52歳男性．右自然気胸による開胸手術歴あり．血痰を契機に肺アスペルギルス症と診断された．約5年間抗真菌薬で治療されたが，症状悪化のため手術適応と判断され，前側方開胸で中葉と下葉 S^6 部分切除を伴う右上葉切除術が施行された．術後気漏に難渋し胸膜癒着も複数回要した．離島に在住のため専門病院への受診が困難で炎症がくすぶっていたようだが，放置されていた約3年後の再紹介で有瘻性慢性膿胸と診断され，腋窩前方に第2～4肋骨切除を伴う開窓術を施行した．浄化約6ヵ月後の閉窓術（有茎大網＋広背筋＋大胸筋による充填術）を供覧する（図1）．

▼ **手術手順** ▼
①有茎大網弁作製　→②有茎大網弁挙上　→③広背筋弁，大胸筋弁の充填

　大網は古くから「腹部の policeman」と呼ばれている．今風には「災害発生時に腹部エリアから派遣される優秀な DMAT 隊員」といったところか．胸部災害現場までの誘導・着任業務指導が呼吸器外科医に託される．

①有茎大網弁作製

　腹腔鏡下採取の報告例も散見されるが，著者らは上腹部の正中切開で行っている．大網弁作製の注意点として，1) 解剖学的に結腸間膜との融合が認められることがある（特に右側で大網後葉と結腸間膜前葉）ため左側

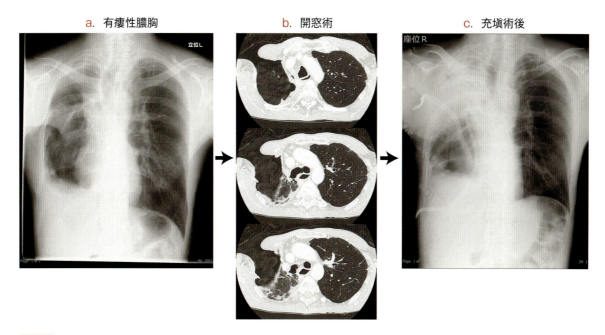

図1 開窓前→開窓中→閉窓（充塡）術後の画像

から遊離が望ましい．2）一般的には右胃大網動脈が左より血流が豊富であるため右胃大網動静脈を茎として温存し大網弁を作製する．ただし左側上方への挙上が必要な際は，術中に血流をチェックしたうえで左胃大網動静脈温存の判断を下す．3）脾臓に癒着していることがあるので左側剝離の際は慎重に行い，脾損傷に注意する（脾摘を余儀なくされることがある）．4）以前は1本1本丁寧に結紮切離していた胃大網動脈と胃との交通枝の処理は超音波凝固切開装置などで処理可能．ただし交通枝が極めて短い場合があるので，胃壁の熱損傷には十分配慮する（胃粘膜のびらん，潰瘍を形成することがある）．

COLUMN

elongation of the omental flap（大網弁延長法）

大網弁の長さが必要な際は，栄養血管である胃大網動静脈の血流を評価して大網に切り込みを加えることで延長可能である．中大網動静脈の分枝見極めが大切である（図2）．

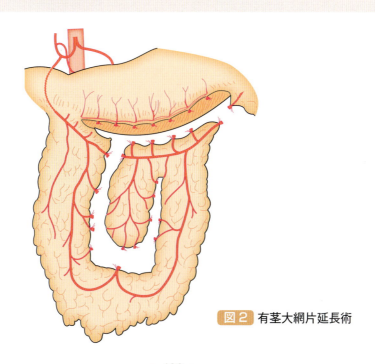

図2 有茎大網片延長術

②有茎大網弁挙上

　作製した有茎大網弁の挙上ルートは，被覆・充填対象部位により，経横隔膜，皮下，食道裂孔，胸骨後，胸骨前など様々である．ビデオ供覧例は胸壁皮下経路で挙上した．上葉気管支断端瘻での膿胸開窓術症例は，肺底区と横隔膜の癒着が予想されるためこのルートが望ましいと考える．著者らは距離のハンデキャップの軽減と血管弁への外圧予防策として，季肋部の肋軟骨をU字状に切除して大網弁の通り道を作製している（図3）．トンネル作製の際，著者らは好んで麦粒鉗子を使用している．本例は挙上経路と2回の開胸部位が交差していたため皮下トンネルは多少迂回せざるを得なかったが，通常は季肋部から開窓部まで一気にトンネル作製ができる．挙上の際はビニール袋で誘導すると抵抗が少なく血管弁に安心である．開窓部周辺は，壊死物質の除去，搔爬，肋骨追加切除などの手術操作が加わるので，有茎大網弁は，季肋部と開窓部の中間地点皮膚に小切開を置き体外へと誘導する．厚手のガーゼなどでくるみ保湿に努める．大網弁の屈曲や圧迫による血流障害を起こさぬよう十二分に気を配ること．閉腹し（通常ドレーンは不要）腹部操作は終了する．

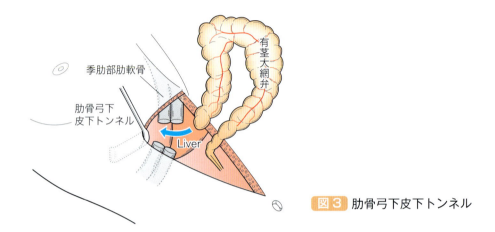

図3　肋骨弓下皮下トンネル

③広背筋弁，大胸筋弁の充填

　体位を右上肢挙上の左側臥位にかえ固定し，胸部操作に移った．まず，a）広背筋弁の採取：広背筋は開窓術の際に温存しており，開窓部より左下方に約15cmの皮切を置き剝離を開始した．広背筋遠位は可及的に腸骨付着部近くまで剝離し切断した．栄養血管である胸背動静脈は確実に温存すること．また，前鋸筋への血管，神経は可及的に温存する．頭側は上腕骨付着近傍まで遊離する．本例では実施していないが，場合によりこの部位で筋肉を切断すれば自由度が上がり，さらに数cm遠位へ可動できる．b）開窓部周辺のデブリドマンを行うと同時に周辺の肋骨に部分切除を追加して浄化された膿胸腔の環境整備を行った．開窓部付近の肋骨は，充填不足を補うためにいわゆる胸郭成形（コラム「絶滅危惧手術—胸郭成形術」参照）として最後に追加されることが一般的であるが，充填物をなだらかにspace内に誘導するため周辺肋骨断端を数cm程度あらかじめ切離しておくとよい．c）次いで大胸筋弁の採取に移った．鎖骨下動脈から分枝する胸肩峰動脈が大胸筋のメインの栄養血管でありこれを確実に温存し茎とする（胸骨付着付近では内胸動脈からの穿通枝を複数本認めるので丁寧に止血する）．筋肉の切離を超音波凝固切開装置などで行うと効率的である．大小胸筋間を用手剝離しつつ周辺から切離する．本例の膿胸spaceは，大網弁，広背筋弁でも充填不可能で，さらに大胸筋弁も利用したが，最深部に若干のspaceが残るためこれを埋めるべく大胸筋は上腕骨付着部付近で離断し完全な血管弁とした．d）皮下経由で持ち上げた有茎大網弁組織を複数個所存在した気管支肺瘻を被覆すべく肺組織に縫着した（図4）．さらに追加胸郭成形の形で肋骨の切除を行い，膿胸内に，広背筋弁と大胸筋弁を充填した．死腔ができぬように挿入・固定した．e）充填腔直上および広背筋剝離面にドレーンを挿入し，皮膚辺縁を少し多めにデブリし，充填物をやや圧迫するくらいの抗張力で皮膚を縫合閉鎖し手術を終了した．

1. 慢性有瘻性膿胸の二期的手術（閉窓術）

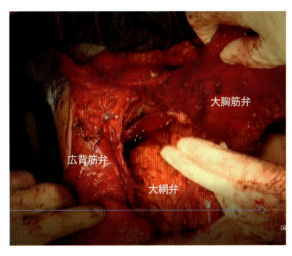

図4 大網・広背筋・大胸筋充塡

術式の要点

　有茎大網弁，広背筋弁，大胸筋弁を用いた膿胸腔閉鎖術（閉窓術）を提示した．本例のように死腔充塡物として生体材料を用いる手術は，慢性膿胸に対する治療選択肢のひとつであるが，この手技は決して膿胸治療に特化したものではなく，呼吸器外科の基本である「胸壁再建術」の応用にほかならない．胸壁欠損部の再建，横隔膜再建，膿胸腔充塡，気道・食道の瘻孔閉鎖や被覆などの生体材料による治療のポリシーは同じである．各生体材料の特性（材質，容量，血流量，可動域など）を理解し，さらに柔軟なアイデアがあれば，呼吸器外科医としてのキャパシティーが限りなく広がる．

　複数回の手術などにより有茎生体材料の使用が困難な場合は，血管吻合を伴う遊離での生体材料移植が必要となる．植皮を伴う場合や血管吻合が必要な場合は形成外科の範疇であり，積極的に協力を依頼するのが望ましい．特に大網弁は遊離で使用すれば，大容量を局所に使用できるため頭側や背側の病巣へ使用する際は，当初より形成外科にコンサルトしておく．

　ただし有茎の生体材料を用いた胸部手術は呼吸器外科医として形成外科医以上にぜひ習熟しておいてほしい技術である．

COLUMN

絶滅危惧手術―胸郭成形術（thoraco-plasty）

　胸郭成形術は抗結核薬や肺切除術が普及する前に考案された虚脱療法である．肋骨を複数本切除し胸壁を落とし込むことにより結核の空洞性病変を潰すことを目的としたものである．第1肋骨切除をしばしば伴う大規模な肋骨切除が必要なため，美容面や肺機能低下などの欠点を有し，抗結核薬が開発されたあとは急速に存在意義が失われた．慢性膿胸のspaceを埋める方法として生き残ってはいるが，筋弁や大網弁などの充塡材料に主役を奪われた．ただし，最終的に充塡物が肺病巣と密着するように遺残spaceをさりげなく埋めてくれる，現場の空気が読める名脇役としてその存在価値は認められるべきであり決して忘れてはならない．

　（公の診療報酬点数表も含めて"胸郭形成術"との誤った表記をしばしば目にするが，あくまで『胸郭成形術』が正しい．絶滅回避にご協力を！）

2. 非結核性抗酸菌症に対する胸腔鏡手術 [➡️動画㊴]

岡林　寛

術式の概要

　感染性肺疾患に対する肺切除術は，抗菌薬による保存的治療に行き詰った症例が多く，手術に際しては胸膜や血管周囲の強固な癒着が予想され，一般的には開胸術が選択されることが多い．しかし，胸腔鏡手術手技の向上により症例に応じては胸腔鏡も選択肢のひとつとなってきた．感染症手術においては，病原体を播種させないことが重要であり，病原体の潜む肺実質に切り込まないで一塊に切除する工夫が必要である．見えない病原菌への配慮が術後膿胸などの予防につながる．拡大視に有利な鏡視下手術でも病原菌の同定は不可能であるが，肉眼では不可能な方向からの拡大視野下でのアクセスが可能であり，肺血管，気管支の処理を終えた最後に肺実質の stapling を行う，いわゆる fissureless technique が可能である．本項では葉間肺実質切離操作を回避した胸腔鏡下の中葉と S^6 区域一括切除術（intentional fissureless technique）を解説する．

症例

　53歳女性．非結核性抗酸菌症（MAC症）と診断され2年間内服（CAM，RFP，EB）治療を継続したが，一部薬物に耐性化をきたした．中葉気管支拡張からの血痰が持続し，また右下葉 S^6 の浸潤影が増悪傾向にあるため外科的な手術適応と判断された．術前胸部CT（図1）を提示する．三葉合流部付近の肺実質にも散布している可能性があったため，葉間胸膜を開けることなく気管支や肺動脈処理を行い中葉と S^6 区域を一括切除術した術式である（前項コラム「絶滅危惧手術—胸郭成形術」参照）．

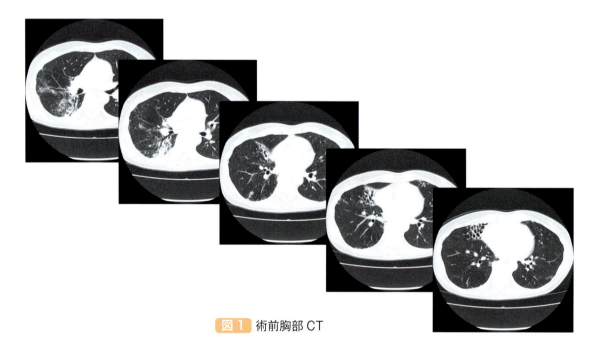

図1　術前胸部CT

▼ 手術手順 ▼
①中葉の操作（裏面から V^{4+5}，B^{4+5}，A^4+A^5 の処理）　→②S^6 の操作（葉間をあけずに A^6，B^6，V^6，区域間の処理）

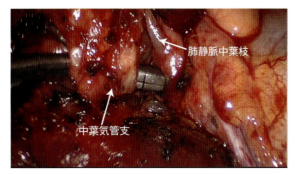

図2 V^{4+5} と B^{4+5} の同定

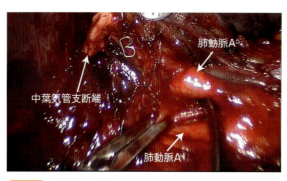

図3 B^{4+5} 切離後・A^4 と A^5 の同定

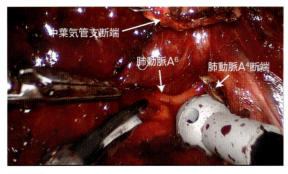

図4 A^4, A^5 切離後, 背面より A^6 同定

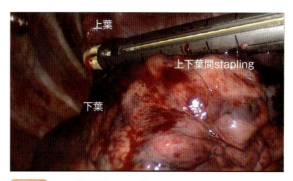

図5 上下葉間の stapling

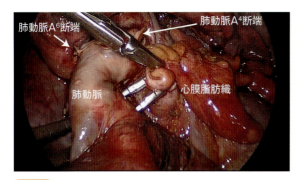

図6 有茎心膜脂肪織による気管支断端被覆

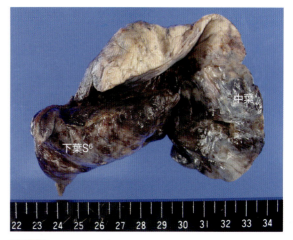

図7 右中葉＋S^6 en bloc 切除標本

①中葉の操作（裏面から V^{4+5}, B^{4+5}, A^4+A^5 の処理）

　手術は5ポートの conventional VATS で施行した．肺門前方と後方を中枢側から剝離を始めた．V^{4+5} を同定，同時に上肺静脈の前面を末梢に向かって剝離しておく．肺門前方より中葉気管支を同定しテーピングをする（図2）．V^{4+5}，次いで中葉気管支をそれぞれ stapling 処理した．この方向から気管支剝離の際はすぐ背後に位置する肺動脈を十分意識すること．気管支裏面前方の肺動脈を同定し（図3），A^5, A^4 の順に切離した（いずれも 3-0 絹糸と超音波凝固切開装置で処理）．

②S^6 の操作（葉間をあけずに A^6, B^6, $V^6$6, 区域間の処理）

　中間肺動脈幹の裏面を伝い A^6 を同定（図4）し，同様に結紮切離した．次いで下肺靱帯を切り上げ，V^6 を同定しつつ，上下葉の葉間切離のため上葉気管支の根部を確認し上下葉間にテーピングを施行した．やや上葉に切り込む形で上下葉間を stapling した（図5）．中間気管支幹背面で B^6 を同定し stapling 処理した．下方より V^6

を同定し 3-0 絹糸と超音波凝固で結紮切離した．最後に含気虚脱ラインより S^6 の区域間を同定し肺実質を stapling 処理し，一括で中葉と S^6 区域切除を完遂し得た．耐性菌感染症の手術のため，有茎心膜脂肪織を肺動脈の下をくぐらせて（図 6），気管支断端（B^6 と B^{4+5}）に被覆固定し手術を終了した．

切除標本を図 7 に示す．中葉と S^6 の間に介在する肺実質は intact であることがわかる．

術式の要点

感染性肺疾患の外科手術，殊に耐性菌感染症の場合は，術中病原体を胸腔内に散布させない工夫が必要である．一般的には癒着操作が必要でかつ胸膜直下に感染性空洞や膿瘍を伴っている場合は，穿破による膿胸化に対する細心の注意が必要とされるが，葉間や区域間切離に際しては無頓着に stapling 処理されることが見受けられる．

提示した症例は，葉間（区域間）を越えて進展する「見えない病原菌」の術中散布を予防するため病巣間の葉間肺実質を開かずに施行した中葉 + 右 S^6 区域切除であるが，①air-borne metastasis をきたす特殊な肺癌に対する術式の選択，②major fissure の分葉不全のある fissureless lobectomy などの際のイメージづくりの参考になると考える．

II. 各論

H. 特殊手術

H. 特殊手術

各論 1. 胸腺腫胸膜播種に対する胸膜肺全摘 [→ 動画⑩]

山下眞一

術式の概要

正岡分類 IV 期または胸膜播種再発をきたした胸腺腫は化学療法による治療が主体であるが，根治は困難であり標準治療は確立されていない．NCCN ガイドラインでも切除可能であれば手術もひとつのオプションとしてあげられるが，切除不能であれば全身治療となる．胸膜播種であっても手術による volume reduction で生存期間の延長が得られる可能性もあり胸膜肺全摘を行った．その手術の全貌を概説する．

症例

45 歳男性．検診にて胸部異常影を指摘され CT ガイド下生検にて胸腺腫（WHO 分類 B2，正岡分類 IVa 期）の診断となり化学療法を施行された．2 年間にわたり 3 レジメン 17 コースを施行され，PD のためサルベージ手術を行った．

▼ 手術手順 ▼
①胸骨正中切開　→②左肺動脈切離，左上肺静脈切離　→③体位変換し後側方開胸　→④再建

①胸骨正中切開

仰臥位，胸骨正中切開にて手術を開始する．

前胸部の脂肪織と胸腺を剥離したあと，右開胸を行い浸潤した右肺を部分切除する．次いで心囊を切開し腫瘍の浸潤した心膜も一括して切除する．剥離は電気メスやエネルギーデバイスを用いて丁寧に行う．

②左主肺動脈切離，上肺静脈切離

腫瘍周囲の胸膜の剥離が終了したら心囊を切開したあと，左肺動脈周囲の組織を剥離し直角鉗子で肺動脈本幹を確保したあとにテーピングを行いステープラーにて切断する（図 1）．

ポイント 術前に一側肺動脈閉塞試験で問題ないことを確認していれば不要であるが，未施行である場合は左主肺動脈血管鉗子にて 15 分完全遮断し血行動態に変動のないことを確認する．

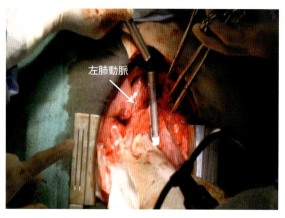

図 1　左肺動脈切断（仰臥位，心囊内処理）

その後，左上肺静脈を心囊内で剝離しテーピングを行う．Metzenbaum 剪刀にて serous pericardium を切開し直角鉗子にて周囲を剝離するようにして血管を確保する．肺動脈本幹と同様にステープラーにて切断する（図2）．下肺静脈は通常正中からは最深部にあり心臓を圧排しながら確保，切断するのは困難なので体位変換後に行うこととする．

ここでいったん PTFE パッチ（0.1mm）を用いて心囊右壁を再建しておく（図3）．

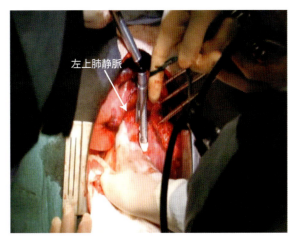

図2 上肺静脈切断（仰臥位，心囊内処理）

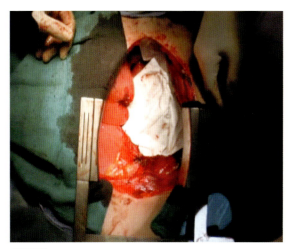

図3 心膜再建．PTFE 縫着

③体位変換し後側方開胸

その後，体位を右側臥位として第6肋間で胸膜外剝離を行う．第6肋骨は切除する．

胸膜中皮腫の際の胸膜肺全摘と同じ要領で鋭的，鈍的に剝離を進めていく．播種病巣がほぼ全胸膜に及び肥厚しているので剝離は容易である．横隔神経は大動脈弓より尾側で切断する（図4）．

> **ポイント** 体位変換の際，心囊は PTFE パッチではある程度閉鎖されているが，不完全であるため心臓の逸脱による心ヘルニアのため心停止となることもありうるため注意を要す．

腹側で心膜に到達したら下肺静脈を心囊内でステープラーにて切断する．

さらに左主気管支を確保し同様にステープラーにて切断する．

大きな S 字状の切開を用いて同一創から横隔膜上にアプローチしてもよいが，本症例では第10肋間に新たに皮膚切開を加えて肋骨を切除し横隔膜に到達した．

腱中心までは横隔膜筋組織を残す形で剝離可能であるが，本症例では全層切除を行った．

④再建

PTFE パッチ（1mm）にて横隔膜を再建し，次いで心膜を先ほど縫着しておいた PTFE パッチにて残りの心膜と縫着して再建終了（図5）．

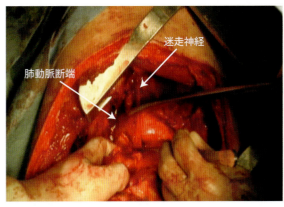

図4 胸膜外剝離（右側臥位）

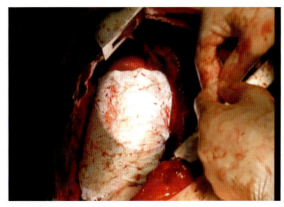

図5 横隔膜，心膜再建．PTFE 縫着

術式の要点

　本症例は通常行う手術ではなく，限られた状況下での手術である．通常胸膜肺全摘は側臥位で行うが，本症例は仰臥位にて正中切開を行い胸腺腫の切除から開始した．いったん閉胸後，体位変換の際に心囊が開放になっていると心臓の脱出をきたすことがあり注意が必要である．

　遠隔転移のない症例では腫瘍減量手術により予後の期待できる場合もあり，ひとつのオプションとして知っておくべき手術である．

H. 特殊手術

2. アスペルギルス症に対する肺全摘・大網充填 [➡️🎞️ 動画㊶]

白石武史

術式の概要

　肺アスペルギルス症に対する肺切除は，「抗真菌薬による制御が無効の場合」あるいは「喀血を伴う場合」などに適応される．肺アスペルギルスは免疫抑制薬内服中や抗癌薬治療中などの免疫力低下状態に起こりやすく，肺線維症・気管支拡張症・嚢胞性肺疾患などの器質的肺病変を伴う病態で起こりやすいとされている．

　ここで紹介する症例は，特発性肺線維症に対する脳死肺移植後（右片肺移植）の自己肺（左肺）に肺アスペルギルスを発症したものであり，患者は臓器移植後の免疫抑制薬治療下にあった．しかも，アスペルギルス症を発症した肺は高度の線維化を伴った残存自己肺であり，抗真菌薬などの内科的治療で対抗できる病態ではないと判断されたため左肺全摘を行ったものである．幸いなことに右側の移植肺は良好に機能していたため，左肺全摘は機能的にはまったく問題なかった．

症例

　50歳男性．特発性間質性肺炎による末期呼吸不全患者である（図1）．脳死肺移植登録後6ヵ月でドナー肺の提供を受け，右片肺移植が実施された．およそ2ヵ月で退院し社会復帰（復職）したが，左背部痛とβ-D-グルカンおよびアスペルギルス抗原値の上昇を認め，気管支肺胞洗浄液よりアスペルギルス菌体（A. Fumigatus）が検出された．臨床症状より胸壁へ浸潤性のアスペルギルス症をきたしていると判断し，VRCZ開始後2週間（肺移植後6ヵ月）で左肺全摘に踏み切った．

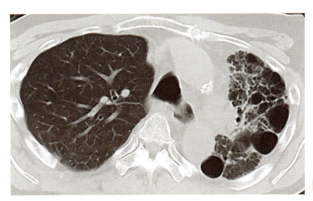

図1 右片肺移植後のCT

▼ 手術手順 ▼
①左肺全摘（胸膜・大動脈外膜合併切除） →②大網による左胸腔充填

①左肺全摘（胸膜・大動脈外膜合併切除）

　第5肋間で左後側方開胸を行った．動画は肺全摘に必要な肺血管および気管支の切断が完了したところからが始まっている．肺の癒着はアスペルギルス感染部分において局所的に極めて高度であり，この箇所は患者が背部痛を訴えていた場所にも一致していた．アスペルギルス症が胸壁・縦隔へ浸潤性に発育している部分と考えた．

　アスペルギルス病巣を開放しないように注意深く剥離を進めたが，剥離操作中に肺の一部に亀裂が加わって

Ⅱ．各論／H．特殊手術

アスペルギルス空洞が開放され，内部の菌塊が胸腔内に散布された．胸壁への浸潤部分は胸壁深部まで病変を追跡して切除できたが，大動脈癒着部は動脈損傷の可能性もあるため思い切った剝離ができず，やむを得ず大動脈壁にアスペルギルス病巣を残したままでいったん左肺を摘出した．

アスペルギルス病変が残った大動脈壁は，慎重に大動脈の外膜を剝離除去することで病変の肉眼的切除に成功した．

②大網による左胸腔充填

左胸腔内はアスペルギルスに術中汚染され，胸壁・縦隔にはアスペルギルス浸潤巣が遺残している可能性も否定できなかったため，胸腔内の死腔閉鎖と感染浄化の目的で有茎大網を胸腔内へ移動させた．

現在，左肺全摘後2年以上が経過しているがアスペルギルス再燃の気配はない．

術式の要点

肺アスペルギルス症に外科手術を行う際に最も重要なことは，1）病巣を完全切除すること，2）感染巣を開放しないこと，3）死腔を残さないこと，の3点である．これに，4）有効（強力）な抗菌薬を術前後に使用すること，が加わる．ここで紹介した症例は，肺移植の術後早期で免疫抑制薬の投与量が比較的多い時期の症例であり，アスペルギルスが発生した左肺は全体がアスペルギルスの定着しやすい線維化蜂巣化肺であったため，病巣の完全除去以外に治癒の方法はないと考えた．術中は病巣が崩壊して菌体が術野内に拡散したが，最終的に病巣を（肉眼的に）完全切除し，大網で死腔を充填し，およそ6ヵ月VRCZを使用することで完治を得ることができた．幸運に恵まれた症例であった．

H. 特殊手術

3. 先天性肺気道奇形 [→▶動画㊷]

山下眞一

術式の概要

小児の先天性肺疾患に対する胸腔鏡手術（video-assisted thoracoscopic surgery：VATS）も低侵襲という見地から行われているが，成人のVATSと異なり狭小な肋間や小さな胸腔スペースという点からポートの位置や使用する機材などに工夫が必要である．ここでは小児の先天性肺気道奇形（congenital pulmonary airway malformation：CPAM）に対する完全鏡視下手術について手術手技を紹介する

症例

3歳女児．身長94cm，体重13kg．繰り返す肺炎にてCT施行し空洞内膿瘍を認め（図1a），穿刺吸引を行い炎症所見が落ち着いた．その後CPAMの疑いで手術目的に紹介となる．膿瘍ドレナージ後の癒着が予想されたが，胸腔鏡で行う方針とした（図1b）．

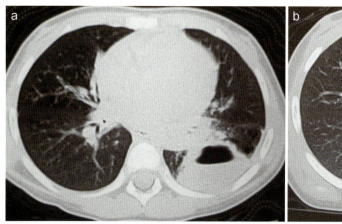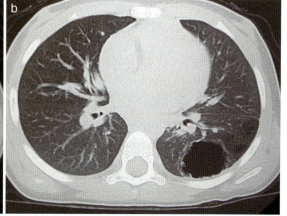

図1 胸部CT
　a：発症時
　b：術前（ドレナージ後）

▼ 手術手順 ▼
①ポート挿入 →②左下葉切除：1) 癒着剥離，2) 肺靱帯切断，3) 下肺静脈剥離，4) 葉間剥離，5) 葉間形成と肺底動脈切断，6) 下肺静脈切断，7) A^6切断，8) 下葉気管支切断，9) ドレーン挿入・閉創

①ポート挿入

術者は患側の左右にかかわらず右側に立ち，助手は左側に立つのを原則とする．成人と違いCO_2送気による人工気胸を行いながら手術を行うのですべてのポートに閉鎖式のエンドパスXcel®を使用する．CO_2送気は低流量から開始し，設定圧は4〜6mmHgにする．胸腔鏡用の第1ポート（5mm）は第8肋間中腋窩線に挿入する．右肺手術の際は術者用のポートを第5肋間聴診三角（5mm），および第7肋間後腋窩線（5mm）に挿入する．助

手は第4肋間鎖骨中線(5mm)および季肋部(5mm)にポートを挿入する．

左肺の場合，術者は第4肋間鎖骨中線(5mm)および季肋部(5mm)，助手は第5肋間聴診三角(5mm)，および第7肋間後腋窩線(10mm)に挿入する．今回は助手は10mmポートのみの計4ポートで行った(図2)．

ポイント 第1ポート挿入は成人と異なり筋鉤や指での鈍的剥離が困難なことが多いので，胸腔鏡0度5mmを用いてoptview®を用いながら挿入する．この際，片肺換気が可能であれば麻酔科医に依頼して患側肺の虚脱を行うと肺損傷を回避できる．胸腔内を観察したのちに上記の操作用ポートを順次挿入するが，ステープラー挿入は狭い肋間を回避して季肋下ポートを12mmに交換しこれを利用する．季肋下ポートは横隔膜を貫くように挿入されるため経腹経路とならないように注意を要するが開腹となっても閉創時に修復すれば問題ない．

すべて見上げ視野で行っている．

モニターを患者頭側に配置し，すべて見上げの視野で同一画像を共有しながら手術を進めることとなる．

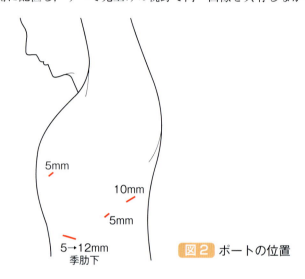

図2 ポートの位置

②左下葉切除

1) **癒着剥離**：胸腔内を観察したあと，癒着，不全分葉の程度を把握する．まず助手はリンパ節鉗子またはGrasp把持鉗子にて肺を牽引し術野を展開する．術者は左手に胸腔鏡用鑷子(Scanlan社製)を持ち縦隔胸膜を牽引しながら，右手のHarmonic®にて下葉背側の癒着を剥離していく(図3)．

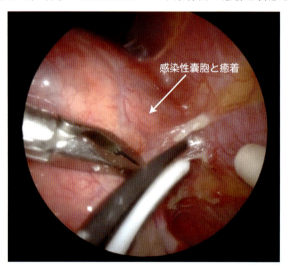

図3 癒着剥離

2) **肺靱帯切断**：次いで下肺靱帯をHarmonic®にて切離しながら下肺静脈までの授動を進める．小児の場合は目印となるリンパ節が炭粉沈着をきたしていないため解剖学的な位置の把握が重要である．通常炎症性疾患の場合は血管周囲の組織も肥厚しており肺静脈の血管が透見できないことが多い．

3) **下肺静脈剥離**：肺門前面の縦隔胸膜をHarmonic®で切開していく．頭側は上肺静脈の下端まで剥離を進

めておく．次いで下肺静脈の背側で下行大動脈血との間を剝離する．この際迷走神経を損傷しないよう丁寧な剝離を心がける．肺動脈背側よりも頭側まで十分に剝離を進める．

4）葉間剝離：肺動脈の血管鞘を剝離していくが，これは膜を把持しながら一層ずつ Harmonic® で切開しないとコットンにて鈍的剝離では炎症の為簡単に剝離することは困難である．

炭粉沈着のないリンパ節が認められたら頭側に下葉気管支があるので，これを鋭的鈍的に剝離を行う．通常炎症のため剝離は困難なので少しずつ行う．

5）葉間形成と肺底動脈切断：次いで葉間の剝離を行い肺動脈を露出する．分葉が良好な場合は下葉肺動脈および舌区肺動脈が透見できるが，分葉不全の場合は丹念に葉間剝離を進める．

葉間肺動脈の血管鞘の剝離を進め A^6 を確認して背側まで鉗子を通し 2-0 絹糸にて牽引したあと，ポートを 12 mm と交換しステープラーにて葉間形成を行う．上葉を頭側に牽引しながら肺底動脈と下葉気管支を剝離していく．A^6 と肺底動脈の間を十分に剝離を行い血管鉗子で周囲を単離した後血管用ステープラーを用いて肺底動脈のみを切断する（図4）．

ポイント　感染性囊胞の占拠部位の中心が S^6 であり肺動脈 A^6 の確保が困難が予想されたため気管支先行処理も考慮して肺静脈の処理に移る．

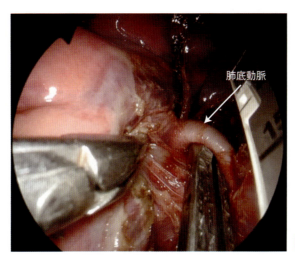

図4　葉間肺底動脈切断

6）下肺静脈切断：下肺静脈の剝離は上肺静脈との分岐を確認したうえでステープラーでの切断が可能な長さを十分に露出する．肺静脈は一層ずつ血管鞘の剝離を行うことが困難であれば肺静脈頭側を血管鉗子にて鈍的に剝離して全周を確保するとよい．血管用ステープラーで切断を行う（図5）．

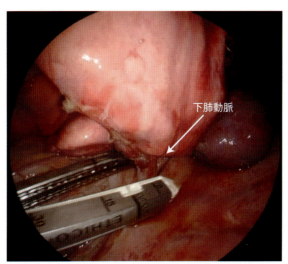

図5　下肺静脈切断

Ⅱ. 各論／H. 特殊手術

7) A^6切断：肺動脈 A^6 の剝離を進め血管鉗子で周囲を単離したあと，血管用ステープラーを用いて A^6 を切断する．

8) 下葉気管支切断：気管周囲は炎症のため剝離に難渋する．癌の手術と異なり気管支壁を完全に露出して周囲組織を剝離する必要はないのである程度の剝離を終わった段階で切断する（図6）．

ポイント 絹糸にてテーピング牽引してもよいが狭いスペースなのでステープラーを挿入し切断しても構わない．牽引し過ぎると切断後の気管支狭窄を起こすことがあるのでステープリングの際は牽引による気管支過進展を防ぎながら，ファイアリングの前に上葉に含気があることを確認後切断する．

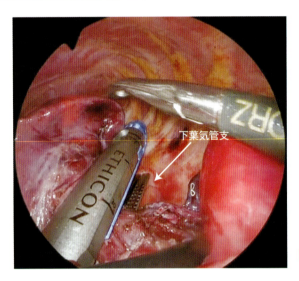

図6 下葉気管支切断

9) ドレーン挿入・閉創：肺をバッグに入れて季肋下の創を延長し摘出する．洗浄後，気瘻のないことを確認してドレーンを挿入し創を閉鎖する．

ポイント 季肋下の創が開腹となった場合は丁寧に縫合する．また，横隔膜も縫合しておく．

術式の要点

本手術の特徴は繰り返す肺炎，肺膿瘍による炎症が気管支，血管周囲に及んでいるため剝離において困難が予想されることである．小児の場合は少量出血が致命的になりかねず慎重な剝離操作が要求されるが，胸腔鏡手術にこだわることなくコンバートも辞さない安全な手術を行うべきであると思われる．

H. 特殊手術

4. 胸部外傷（主気管支損傷・肺血管損傷）

岩﨑昭憲

術式の概要

呼吸器外科が担当する胸部外傷の種類としては，緊急手術を必要とする気管・気管支損傷，肺血管損傷や，待機的手術になる肺実質損傷，胸壁広範損傷（flail chest），血気胸，横隔膜損傷などがある．手術にいたるものはそのうち12%程度である．国内の外傷データのなかで胸部にかかわるものは，そのなかでも15%ほどで，気管・気管支の損傷は外傷全体の約2%である．気道損傷は，適切な対応ができれば救命につながるため，病態を把握しPCPS補助などの準備を行い手術に臨むとよい．また，肺血管損傷は，多くの場合は搬送中の大量失血により，救命にいたることは少なく手術の機会は少ない．しかし，損傷箇所や初期対応が適切に行われれば救命可能な場合もある．かなり困難な事例も多いので熟練したチームで実施する必要があり，呼吸器外科の技術を発揮する場面である．

> **COLUMN**
> **気管・気管支損傷**
> 　胸部外力の作用方向は，胸部圧迫で気道内圧が上昇する「圧縮力」，左右に引き伸ばされる「伸展力」，臓器個別の減速の差「剪断力」があり，気管支損傷は後2者によると考えられる．
> ［特徴］
> ・発生は鈍的胸部外傷の1%以下（まれ）
> ・高エネルギーの鈍的外傷が多い（体表は無傷）
> ・多発外傷を伴う（治療困難）
> ・多くは受傷現場で死亡（高い死亡率）
> ・損傷部位は気管分岐部より2.5cm以内に8割以上（図1）

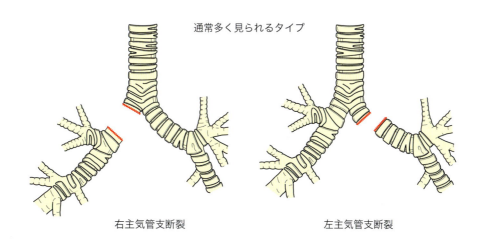

図1 主な気道損傷パターン
損傷部位は気管分岐部より2.5cm以内に8割以上が発症する．

今回それぞれ左右別の症例で，修復の工夫を紹介する．

Ⅱ．各論／H．特殊手術

主気管支損傷

症例❶ [→ 動画㊸]

16歳女性．バイク運転中トラックに巻き込まれる．頭蓋骨，下顎骨など多発骨折と著明な皮下気腫を呈した（図2）．気管支鏡で，右主気管支の完全断裂を確認．酸素化維持が困難（SpO$_2$ 60）であったためPCPSを導入し手術を行った．

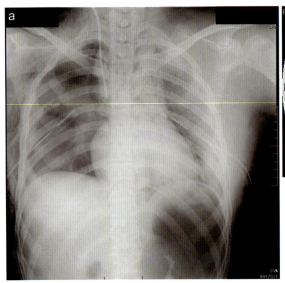
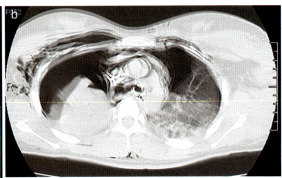

図2 症例①．右肺完全虚脱
a：胸部X線
b：胸部CT

▼ 手術手順 ▼
①開胸から病巣まで　→②修復

①開胸から病巣まで

左側臥位で右第5肋間開胸，奇静脈を血管用自動縫合器で切離し完全断裂した気管支を視野に入れる．断裂部位は外力により剪断されているので断端は挫滅していた．しかし，デブリドマンをせずにこのまま直接吻合でも修復できると判断した．

②修復

深部から3-0 Prolene糸で連続縫合を行い浅い部分は結節縫合とした．この際，酸素化維持のためPCPSを使用していたので易出血傾向であった．そのため吻合中は血液の気道内流入を防ぐため助手は頻回に吸引を行う必要がある．吻合が終了し換気を再開しエアリークがないことを確認しPCPSからの離脱をして抗凝固治療も終わらせる．

術後29病日目に退院した．

右側の気管支断裂は，動画で見てわかるように修復する気管支断端は奇静脈を離断すれば比較的容易に縫合が可能であるが，左側は縦隔に埋没していて断端がわかりにくく吻合修復も困難である．比較のために次に左側例を提示するので，その違いをよく実感していただきたい．

4. 胸部外傷（主気管支損傷・肺血管損傷）

症例❷　[→ 動画㊸]

35歳男性．逆走したトラックに巻き込まれる．頭蓋骨，眼窩底などの多発骨折と肝損傷，flail chest．chest tubeを2本留置されドクターヘリで搬送された．CTで心ヘルニア，気管支鏡で気管支損傷の診断（図3）．

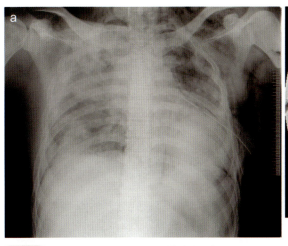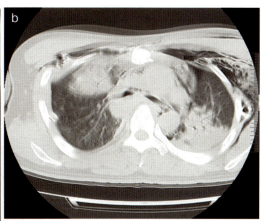

図3　症例❷．心臓変位と気管支断裂
　a：胸部X線
　b：胸部CT

▼ 手術手順 ▼
①開胸から病巣まで　→②修復（左気管支，破裂心膜）

①開胸から病巣まで

右側臥位で左第5肋間開胸，挫滅した縦隔胸膜を観察し下行大動脈を背側に圧排すると左主気管支の中枢端の完全断裂が視野に入る．中枢側が埋没しないよう，これに支持糸を置く．左肺動脈には白色ベッセルテープを全周にかけて牽引できるようにしている．挫滅肺組織側のトリミングをしながら検索すると，一部裂傷を伴ったもう一方の末梢気管支断端を確認できた．このまま直接吻合可能と判断し，深部から3-0 Prolene糸で連続縫合を約1/3周ほど行った修復操作中に一時心停止が起こったため吻合を中断した．

②修復（左気管支，破裂心膜）

用手心臓マッサージを行いながら鼠径部からV-A ECMO回路を挿入し補助循環を開始した．循環動態が安定したのち再吻合を開始し，残りは結節縫合とした．吻合に際して肺組織などは残っているので，通常の気管支形成より視野は狭く，より深部で行うことから少々難しくなる．

吻合が終了し換気を再開しエアリークがないことを確認するとともに十分な洗浄で胸腔内の浄化をはかっておく必要がある．この症例では心膜破裂により心臓は脱出しヘルニアになっているので，これを元の位置に収め，裂けた心膜をそのまま直接に縫合を行った．

V-A ECMOからの離脱をして止血を行った．

術後34病日目に退院した．

Ⅱ. 各論／H. 特殊手術

肺血管損傷

気道系損傷と異なり肺動脈の損傷は，搬送時にすでに重篤に陥り手術までいたることは少ないが，救命できるケースもあるので呼吸器外科医としては常に技量を磨き備えるべきである．可能であれば，高い技量の医師数人で臨むことを勧める．また，血管鉗子の種類など手術機器や輸血準備を揃えて開始することも忘れないようにする．外傷による組織脆弱や易出血性のため手術は困難で，予想外の展開もある．緊迫の状況と容易ではない手術であることを理解いただくため症例③を提示した．

症例③ [→ 動画㊹]

77歳女性．歩行中車が衝突．外傷性くも膜下出血，急性硬膜下出血，多発骨折で搬送された．CTで肺動脈損傷を疑い，肺動脈造影でA^3末梢から肺外へのextravasationを確認（図4）．止血救命の目的で手術を開始した．

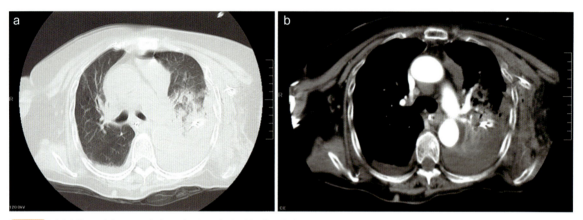

図4 症例③．肺部CT（a），造影で肺動脈損傷（b）

▼ 手術手順 ▼
①開胸と病巣確認 →②視野拡大と上肺静脈，A^3処理 →③左上葉気管支の処理 →④A^{1+2}処理と葉間形成 →⑤術中出血 →⑥血流制御と修復 →⑦残りの血管処理 →⑧上葉摘出

肺動脈造影で左肺動脈からのextravasationを認め肺動脈損傷の診断を得て手術になる．

不安定な循環動態と肺動脈損傷，気道内出血による他肺流入防止などを鑑み，仰臥位でいつでも補助循環が可能な体位を選択した．また，中枢の肺血管が視認しやすいことも正中からのアプローチ選択の理由とした．

①開胸と病巣確認

仰臥位で左hemi-clamshell（左第5肋間）開胸，血腫を除去しながら肺動脈損傷の箇所を検索．S^3裂傷部に術前診断どおりのA^3末梢からの拍動性出血を確認し，縫合閉鎖を試みたが，止血は困難であった．肺内血腫は広がり気道内出血も止まらないため上葉切除でしか救命できないと判断した．

②視野拡大と上肺静脈，A^3処理

術野拡大のため皮切を延長し，胸骨を横に離断．まず上肺静脈を確保し，これを切離したのち出血源であるA^3処理を行うため左肺動脈中枢を剥離した．A^3を分離テーピング後に血管用自動縫合器で切離した．上下葉間の剥離を試みたが血腫肺で易出血なので，再び肺門操作に変更した．

③左上葉気管支の処理
上葉気管支の剥離を行い，まず B^{4+5} を切離し続いて $B^{1~3}$ も同様に切離した．

④A^{1+2} 処理と葉間形成
肺動脈の A^{1+2} の確認ができたので，これを切離．これにより，中枢側の肺動脈が視認しやすくなったため，これに向かって葉間形成を試みることにした．

⑤術中出血
1回目の自動縫合器を使用し，2回目の自動縫合器をかけるため用手的に上下葉間を確認する際に残りの A^{4+5} と思われる近傍の脆弱肺動脈裂傷による出血を認めた．

⑥血流制御と修復
中枢の A^3 や A^{1+2} は処理を終えていたので，中枢肺動脈をターニケットで遮断し血流制御を行った．下葉静脈からの血流によるバックフローが多かったが，一時遮断による血流コントロールは不要で，幸い裂傷を認めた箇所にサイドクランプが可能であったので 6-0 Prolene 糸で修復した．

⑦残りの血管処理
A^5 と A^4 を各々切離して血管処理をすべて終了した．

⑧上葉摘出
再度上葉を牽引し，残りの不全分葉箇所を切離し，上葉切除を摘出した．

術中出血 4,660 cc，手術時間 3 時間 20 分．

術式の要点

　通常の気管支損傷は，多くは気管分岐部より 2.5 cm 以内に発症することが多いので上記動画症例のような手技で対応できる．しかし，まれに上葉基部，中間気管支幹にみられることもある．体位は側臥位で行ったが，血管損傷を伴うときは正中からのアプローチも考慮する．術中に酸素化が維持できないことも想定し V-A ECMO などの準備は整えておく必要がある．外傷による脆弱な組織には，運針や結紮に注意を払う．提示した症例では完全離断のため手術適応としたが，部分断裂で周囲結合織に覆われている場合は経過観察で治癒が見込めることもある．また，外傷では多臓器損傷を伴っていることもあり予後を左右する臓器の修復が急がれる．しかし，気道系損傷は全身麻酔確保のための優先度は高い．左側離断部は縦隔内に埋もれていることが多く，深いので再建の縫合は右側より難しい．

　症例③は，外傷性血気胸と肺動脈の血管損傷例である．A^3 末梢からの肺外への拍動性出血を認め，単に裂傷肺の縫合修復のみでは止血できず，縫合することで肺内の血腫は広がり気道内にも出血が増加していく．この場合は肺葉切除の適応になる．ご覧いただいたように循環状態が不安定に加えて，待機手術と異なり多臓器外傷による組織脆弱性は肺や血管にも及び細心の注意が必要である．また，体位などや血管鉗子準備など，十分計画を練ったうえで手術に臨むべきである．動画にあるように少しの外力でも血管が裂けやすい．中枢肺動脈の遮断を行ってもバックフローが多く修復しにくい場合もある．この症例では，上肺静脈は処理が最初に行われており，その場合は下肺静脈を遮断することでバックフローを制御できることも知っておくべきである．最後に，とにかく外傷は難易度の高い術式であり，一人では行わず熟練者と数人で行う手術である．

外傷による開胸の適応

外傷による開胸の適応は，一般的には以下のように考えられている．
① 胸腔ドレナージ開始時に 1,500mL 以上の出血
② 胸腔ドレナージの出血量 ≧200mL/時間で 3 時間以上持続
③ 胸腔ドレナージから持続的大量の空気流出
④ 有効なドレナージでも改善しない肺虚脱
⑤ 空気流出のため人工換気困難
⑥ 気道内大量出血
⑦ 心臓損傷疑い

H. 特殊手術

5. 術中肺動脈損傷 [→ 動画㊺]

白石武史

術式の概要

　胸部外科医なら誰もが避けたい，しかし誰も避けることができない術中合併症が肺動脈損傷である．それまで順調に進行していた手術が一変して修羅場となることもありうる．この項では2例の術中肺動脈損傷を紹介する．

症例❶

　72歳女性．右上葉原発の肺腺癌で腫瘍は上葉気管支の根部に浸潤していた．60Gyの化学放射線療法後に右上葉切除が計画された．図1は化学放射線療法前のものであるが，右上葉支根部の腫瘍が肺動脈に広く接しているのがわかる．右上葉は完全無気肺を呈していた．化学放射線療法の効果はPR，放射線治療後4週目で手術が行われた．

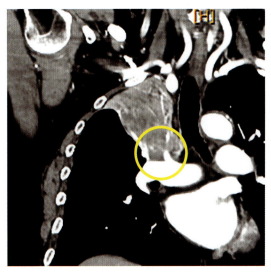

図1 化学放射線療法前のCT

▼ 手術手順 ▼
①出血まで　→②一時止血：1）圧迫止血，2）状況確認，3）出血局所のクランプの試み，4）必要物品準備　→③損傷肺動脈の修復

①出血まで

　動画は，右後側方開胸で肺門前面の剝離を終えたところから始まる．上幹肺動脈には問題なく血管テープが通され，血管用の自動縫合器が挿入される．縫合器は挿入時に血管損傷をきたさないように先端が矢じり型になったタイプのものである．挿入を試みてから数秒後に血管が裂ける瞬間が記録されている．この部分は化学放射線治療で腫瘍およびその周囲組織が瘢痕化していた場所であり，自動縫合器の挿入により上幹肺動脈の根部が裂けたものである．

Ⅱ．各論／H．特殊手術

> **矢じり型の血管用自動縫合器** COLUMN
> 　矢じり型の先端を持った血管用の自動縫合器が，国内シェアのほとんどを占める2社からそれぞれ供給されている．
> 　矢じり型先端はもちろん「肺門への挿入時に標的血管を損傷しないように」設計されているのではあるが，同時に，周囲組織を"ブジー"しながら縫合器を先進させてしまうことにもなりうる．この症例のように血管剥離が甘く，かつ血管およびその周囲組織が瘢痕化している場合にはその矢尻で血管を割いてしまうので注意が必要だと思う．

②一時止血

　1) 圧迫止血：まず手やマット代わりにした肺自体で出血部局所を圧迫し，出血量をコントロールする．これが難しいときは，指や手を用いて肺門根部を前面と後面から挟み込むようにして用手止血する(図2)．さらに，それが難しいときはガーゼを出血部付近に大量に詰め込んで広く圧迫し，止血する．とにかく圧迫によって出血を制御し，致命的な失血に陥らないようにする．血管損傷の部位や程度がわからない段階で不用意な血管剥離を試みたり，鉗子で無理やり出血部位を遮断するようなことは，かえって状況を悪くする．圧迫でしばらく止血した状態で待つと，大きな血管損傷でも意外と一時止血が得られることがある．

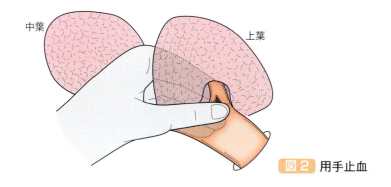

図2　用手止血

　2) 状況確認：出血がコントロールされたら少しずつ圧迫範囲を絞り，出血点に近づいていく．直前の操作を振り返りながら血管損傷部位の状況を推測し，時々圧迫を緩めて出血させることで出血点の状況を目視で確認する．

　3) 出血局所のクランプの試み：まず，出血部局所にサイドクランプをかけようとしたがなかなかうまくいかず，再び出血する．複数個の鉗子を用いて止血を試みるが完全には止血できず，やむを得ず心囊を開放して主肺動脈を遮断し，そのうえで出血局所に鉗子をかけることができた．

　4) 必要物品の準備：止血までの段取りを決め，その情報を「術野全員」および「術野外の麻酔医や外回りナース」と共有する．そして鉗子そのほかの必要器具を準備する．著者はこのような状況にいたった場合，圧迫止血が達成できた時点で次の止血ステップへ進む前に必ず「再タイムアウト」を行うようにしている．

③損傷部肺動脈の修復

　主肺動脈を遮断したところで出血は肺静脈からのバックフローだけとなり出血量は著しく減少した．この状況で出血部血管に落ち着いてサイドクランプをかけ，肺動脈損傷部を修復した．

症例❷

65歳男性．1年前に右後側方開胸で中〜前縦隔liposarcomaの切除を受け，左肺門部に局所再発した症例．再度手術を試みることとした．肺門部には主肺動脈に広く接する形で腫瘍（直径4cm）が確認されていた（図3）．

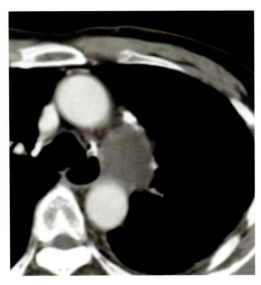

図3 左A-P windowの腫瘍CT像

▼ 手術手順 ▼
①出血まで　→②止血処置

①出血まで

後側方開胸でアプローチされている．腫瘍は非浸潤性のように見え，鋭的に腫瘍剥離を進めていたが一部用手的に鈍的剥離を進めていたところ，術者の指先に「組織の亀裂」を感じ，血管内に指先が侵入した感触があった．おそるおそる指を引き抜いたところ，あふれるような出血を認め，肺動脈に損傷が加わったことが判明した．直ちに指を血管内に挿入し直して止血したあと，止血処置に移った．

②止血処置

術者の指を肺動脈内に保ったまま開胸創を延長して肺門前面の視野を確保し，助手と「指による止血」を交代したのち，肺門前面の心囊を開放して左主肺動脈を剥離し，これを遮断した．このあとに末梢側の肺動脈を剥離遮断し，腫瘍を摘出した．肺動脈にはちょうど指のサイズの孔が開いていた．これを直接縫合で閉鎖し，止血が完了した．

術式の要点

肺動脈損傷を起こしたとき，最初に必要な事は「初期圧迫止血」と「出血部位を確認・把握」することである．もし局所の遮断で損傷肺動脈の修復が可能であれば実行してもよいが，余裕をもってこれを行えないときは「心囊内での主肺動脈の遮断」を行うのが最も安全な対抗策となる．主肺動脈の確保なしでいたずらに局所だけの止血を試みると，さらに損傷を広げ，やがて収拾のつかない事態にもなりうる．「心囊内での主肺動脈遮断」は胸部外科医がぜひ身につけておくべき手技と考える．

索 引

欧文

A
airway release maneuvers　42
anterior approach　41

C
Castroviejo 型持針器　4
clamshell thoracotomy　42
clamshell アプローチ　11, 91
complete VATS　12
conduit　76
congenital pulmonary airway malformation（CPAM）　135
Cooley 鑷子　2
Cooper 剪刀　5

D
da Vinci Surgical System　14
DeBakey 鑷子　2
delayed chest closure（DCC）　94
dissection of pre-tracheal plane　42
double sleeve 肺葉切除術　60, 62, 66

E
elongation of the omental flap　123
extracorporeal membrane oxygenation（ECMO）　19, 26

F
fissureless technique　126
Forceps　2

G
Grunenwald アプローチ　82

H
hemi-clamshell　11
hybrid VATS　12

L
lymphangioleiomyomatosis（LAM）　95

M
Mayo 剪刀　6
Metzenbaum 剪刀　5
Muscle sparing thoracotomy　9

N
Needle Holder　4

P
Pawlson & Shaw アプローチ　82
posterolateral thoracotomy　40
primary graft dysfunction（PGD）　93

R
Ring Tip Forceps　3
robot-assisted thoracoscopic surgery（RATS）　13

S
Scissors　5
single port　13
superior sulcus tumor（SST）　82

T
thoraco-plasty　125
tracheobronchial end-to-end anastomosis　42
transmanubrial osteomuscular sparing　11

V
venous transposition　57
video-assisted thoracoscopic surgery（VATS）　12, 100, 104

W
wrapping of the anastomosis　43

和文

あ
アクセス　14
アスペルギルス症　133
圧迫止血　146

い
インドシアニングリーン　107

え
腋窩開胸　9

か
開胸操作　9
皮切　8
含気虚脱法　104

き
気管悪性腫瘍　21, 23
気管-気管支吻合　42
気管支環状切除術　33

索引

気管周囲剝離　42
気管切除再建　18, 21, 23, 26
気管瘢痕狭窄　18
気道授動　42
胸郭成形術　125
胸腔鏡下肺区域切除　104
胸腔鏡下肺葉切除術　100
胸腔鏡手術　12, 100, 104
胸骨正中切開　10
胸骨縦切開　10
胸骨横切開　41
胸腺腫胸膜播種　130
胸部外傷　139
胸壁切除　85, 86
筋層切離　8

こ
硬性鏡　30
後側方開胸　8, 40
喉頭授動　22
混合型剪刀　6

さ
残肺全摘　49

し
色素法　107
死腔　122
持針器　4
縦隔腫瘍摘出術　113
重症筋無力症　113
主気管支損傷　139
手術器具　2
手術室の配置　14
術中出血対応　15
術中肺動脈損傷　145
上大静脈再建　45
人工心肺下右房合併切除再建　70
人工心肺下左房合併切除再建　74
浸潤性胸腺腫　70

す
スーパーカットメッツェン　6
スリーブ右肺全摘術　45
スリーブ左肺全摘術　49
スリーブ肺全摘術　40

せ
声門下狭窄　26
鑷子　2
前側方開胸　9
先天性肺気道奇形　135
剪刀　5
前方アプローチ　41

前方腋窩開胸　9

そ
側端吻合　57

た
体位　14
大網弁延長法　123
単孔式　13
単孔式胸腔鏡肺葉切除術　109

て
テーピング　52

に
乳房切除　85

の
脳死片肺移植　95
脳死両肺移植　90

は
肺血管損傷　142
肺尖部胸壁浸潤肺癌　82
バイト　79
肺動脈 conduit 再建　76
肺門剝離　91
肺葉切除術　117
反回神経麻痺　19

ひ
非結核性抗酸菌症　126
左肺門剝離　42
ピッチ　79

ふ
フラップ型気管支形成術　29
分岐部右肺上葉切除術　53
吻合部被覆　43

ま
麻酔　19
慢性有瘻性膿胸　122

ゆ
有茎大網弁作製　122

り
良性瘢痕性気管狭窄　18
両側前側方開胸　41
リング鑷子　3
輪状軟骨　27
リンパ脈管筋腫症　95

ろ

肋間操作　8
肋骨床開胸　9

肋骨切断　9
ロボット（支援）手術　13, 113, 117

本書をスキャン，デジタルデータ化するなどの複製を無許諾で行う行為は，著作権法上の例外を除き禁じられています．出版者著作権管理機構（TEL 03-5244-5088，FAX 03-5244-5089，e-mail: info@jcopy.or.jp）の許諾を得てください．

呼吸器外科手術アドバンス［Web動画付］

2019年11月5日　発行	編著者　岩﨑昭憲
	発行者　小立鉦彦
	発行所　株式会社　南江堂
	〒113-8410　東京都文京区本郷三丁目42番6号
	☎（出版）03-3811-7236　（営業）03-3811-7239
	ホームページ　https://www.nankodo.co.jp/
	印刷・製本　日経印刷
	装丁　花村　広

Video Atlas of Advanced Thoracic Surgery
© Nankodo Co., Ltd., 2019

定価はカバーに表示してあります．
落丁・乱丁の場合はお取り替えいたします．
ご意見・お問い合わせはホームページまでお寄せください．

Printed and Bound in Japan
ISBN978-4-524-22509-5

本書の無断複写を禁じます．
JCOPY 〈出版者著作権管理機構　委託出版物〉

本書の無断複写は，著作権法上での例外を除き禁じられています．複写される場合は，そのつど事前に，出版者著作権管理機構（TEL 03-5244-5088，FAX 03-5244-5089，e-mail: info@jcopy.or.jp）の許諾を得てください．

本書をスキャン，デジタルデータ化するなどの複製を無許諾で行う行為は，著作権法上での限られた例外（「私的使用のための複製」など）を除き禁じられています．大学，病院，企業などにおいて，内部的に業務上使用する目的で上記の行為を行うことは私的使用には該当せず違法です．また私的使用のためであっても，代行業者等の第三者に依頼して上記の行為を行うことは違法です．